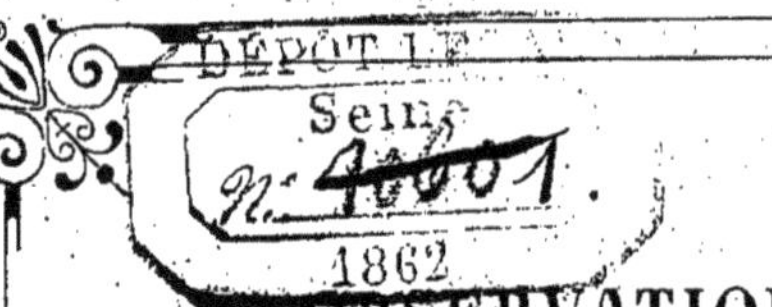

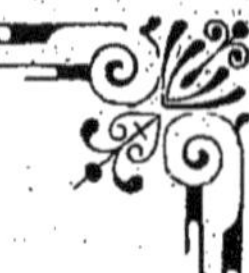

OBSERVATIONS CLINIQUES

SUR

LES MALADIES DES YEUX

PAR

XAVIER GALEZOWSKI,

DOCTEUR EN MÉDECINE
ET CHEF DE CLINIQUE OPHTHALMOLOGIQUE DU Dr DESMARRES.

PREMIÈRE LIVRAISON.

PARIS

TYPOGRAPHIE DE HENRI PLON,
IMPRIMEUR DE L'EMPEREUR,
8, RUE GARANCIÈRE.

1862

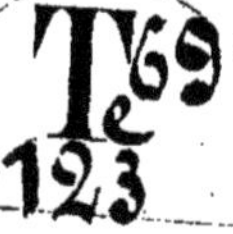

OBSERVATIONS CLINIQUES

SUR

LES MALADIES DES YEUX

PAR

XAVIER GALEZOWSKI,

DOCTEUR EN MÉDECINE
ET CHEF DE CLINIQUE OPHTHALMOLOGIQUE DU Dr DESMARRES.

PREMIÈRE LIVRAISON.

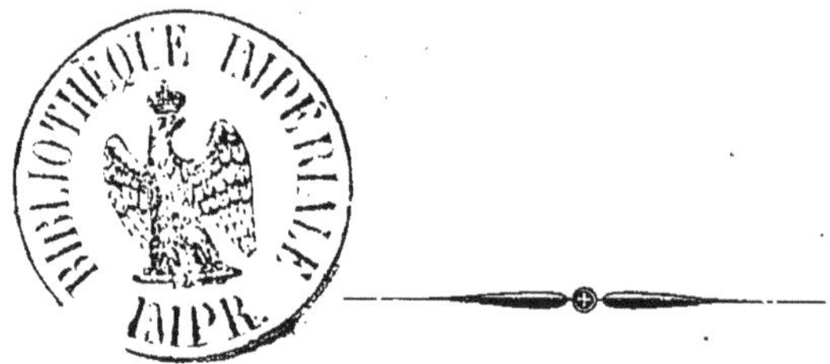

PARIS
TYPOGRAPHIE DE HENRI PLON,
IMPRIMEUR DE L'EMPEREUR,
8, RUE GARANCIÈRE.

1862

A MON ONCLE

SEVERIN GALEZOWSKI,

DOCTEUR EN MÉDECINE,
ANCIEN PROFESSEUR DE L'UNIVERSITÉ DE WILNA.

Témoignage de ma reconnaissance et de mon affection la plus sincère et la plus dévouée.

XAVIER GALEZOWSKI.

Paris, 10 février 1862.

OBSERVATIONS CLINIQUES

SUR

LES MALADIES DES YEUX.

I.

CHOROÏDITE SYPHILITIQUE (1).

Il y a très-peu d'organes dans l'économie humaine qui soient à l'abri de l'affection syphilitique, et tous les jours on acquiert la preuve que des organes qui étaient considérés jusque-là comme inaccessibles à ces maladies y sont sujets. Sans parler des cas de kératites syphilitiques observés par Benjamin Bell et par M. Pétrequin, de cataractes de même nature signalées par Lallemand, cas qui sont discutables, il est vrai, ne suffirait-il pas de citer les amauroses syphilitiques dont l'existence a été signalée déjà par un grand nombre d'observateurs, ainsi qu'il résulte du dernier compte rendu de la clinique de M. le professeur Velpeau ?

Mais pendant longtemps on ne s'est rendu compte que d'une manière très-vague de ces sortes d'amauroses; et, sans localiser ni préciser davantage, on a attribué la cécité à une lésion syphilitique des membranes internes de l'œil.

M. Desmarres est le premier qui ait observé et décrit, dans son *Traité des maladies des yeux*, l'affection syphilitique de la rétine, sous le nom d'œdème de la rétine ou rétinite syphilitique. Il a en outre constaté qu'à part les infiltrations, il y avait des changements dans la choroïde, et que l'affection de cette membrane n'était que la conséquence de l'inflammation de la choroïde.

Ainsi, M. le docteur Zambaco a publié, dans son mémoire déposé à l'Académie, en réponse à la question suivante,

(1) *Gazette des hôpitaux*, 1862. N° 5.

proposée pour le concours des prix : *Des affections nerveuses dues à la diathèse syphilitique*, et couronnée en 1859, des observations de choroïdite syphilitique datant de 1857 et qui lui ont été communiquées par M. Desmarres.

Cette opinion ne me paraît pas douteuse, et d'après les observations que j'ai recueillies pendant deux années consécutives dans la clinique de M. Desmarres, je puis dire avec certitude que dans la majorité des cas, c'est la choroïde qui est primitivement atteinte, lorsque l'ophthalmoscope nous démontre l'existence d'un trouble dans le corps vitré et d'exsudations dans la choroïde.

Sur le nombre considérable de malades qui viennent tous les ans à cette clinique, il y en a de vingt à trente atteints de choroïdite syphilitique. Ainsi, par exemple, dans les dix mois de l'année courante, nous avons eu dix-huit malades atteints de cette maladie. Dans un cas particulier, l'affection était principalement concentrée dans la rétine et dans la papille du nerf optique, la choroïde n'étant que légèrement congestionnée. Mais je ne doute pas que, si le mal n'eût été arrêté dans son origine, la maladie n'eût pris des proportions plus graves, avec la forme d'une vraie choroïdite syphilitique telle que nous allons la décrire.

Voici deux observations de cette maladie :

Obs. I. — M. G..., âgé de trente-six ans, militaire, et secrétaire aux bureaux de la garde de Paris, d'une bonne santé et d'une constitution robuste, ayant toujours eu une bonne et longue vue, s'apercevant qu'elle s'affaiblissait, vint à la clinique de M. Desmarres le 26 septembre 1860.

Le malade nous dit qu'en octobre 1859 il a eu un chancre et un bubon, suivis, au mois de décembre de la même année, de symptômes secondaires, tels qu'éruptions sur tout le corps, végétations à l'anus, plaques muqueuses à la langue, boutons dans le cuir chevelu.

Après un traitement mercuriel de trente-deux jours, tous les symptômes ont disparu. Malheureusement ce traitement n'a pas été continué assez longtemps pour neutraliser complétement l'action du virus, qui se porta sur les yeux. Déjà, au mois de mai 1861, la vue était devenue trouble et fatiguée, au point que M. G... ne pouvait continuer son travail de bureau ; huit jours de repos suffirent pour remettre les yeux de cette fatigue, et M. G... put reprendre son travail, et le continua jusqu'au mois de septembre, malgré de fréquentes fatigues.

Vers la mi-septembre, la vue se troubla complétement ; il ne pouvait plus ni lire ni écrire. Ce fut alors qu'il se décida à venir à notre clinique ; et voici ce que nous avons constaté : paupières saines, conjonctives non injectées, rien dans la cornée ni dans l'iris ; la pupille se contracte bien dans les deux yeux, et il n'y a rien dans le cristallin. Le malade ne voit rien de loin, et de près il peut compter les doigts à un pas, mais il ne peut pas lire ; à peine reconnaît-il une ou deux lettres des numéros 19 et 20 des caractères de Jaeger. L'examen ophthalmoscopique ne nous montre pas de changements dans le cristallin, ni dans le corps vitré ; cependant la rétine apparaît comme à travers un brouillard ; les vaisseaux de la papille, ainsi que la papille elle-même, sont voilés, et autour de celle-ci, il y a une auréole, une espèce d'exsudation, qui s'étend à 5 ou 6 millimètres (*a*).

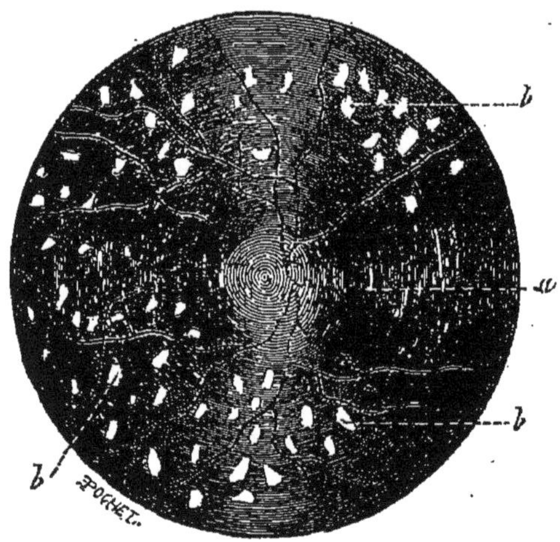

a. Exudation péripapillaire qui masque les contours de la papille et les vaisseaux.

b. Plaques exsudatives de la choroïde, qui accompagnent dans quelques cas particuliers la choroïdite syphilitique.

Il était évident que nous avions affaire à une choroïdite syphilitique ; nous conseillâmes donc d'appliquer une ventouse scarifiée près de chaque oreille ; de faire des frictions au pourtour des orbites, matin et soir, avec l'onguent napolitain ; de prendre tous les jours, matin et soir, une pilule contenant 0,05 cent. de proto-iodure de mercure, et de bassiner l'œil avec le collyre au sublimé, 0,01 cent. pour 140 gr. d'eau distillée.

Après un mois de traitement, la vue était sensiblement améliorée. Nous prescrivîmes de prendre les mêmes pilules alternativement avec la potion iodée contenant 6 gr. d'iodure de potassium pour 200 gr. d'eau.

Le résultat de ce traitement était on ne peut plus satisfaisant, et déjà au commencement du mois de décembre, le fond de l'œil était presque complétement éclairci, le malade pouvait lire et écrire, quoique le travail le fatiguât encore. Nous avons recommandé le repos des yeux jusqu'à la complète guérison, et la continuation du traitement pendant quelques mois encore; mais le malade, se croyant guéri, reprit son travail et cessa le traitement.

Au bout de deux mois, la vue se troubla de nouveau, et il revint à la clinique le 26 juin de la même année.

Son état était déplorable, la vue était presque complétement perdue; il ne pouvait pas même se conduire; il distinguait encore la lumière et apercevait l'ombre de la main qu'on passait devant son œil. A l'extérieur, les yeux ne présentaient pas des changements notables. On voyait une légère injection des vaisseaux ciliaires extérieurs, sans changement de l'iris ni de la pupille.

Avec l'ophthalmoscope nous avons trouvé une grande quantité de flocons dans le corps vitré, principalement dans l'œil droit. Ces flocons avaient l'aspect d'une toile d'araignée épaisse, se pliant ou se dépliant dans les différents mouvements de l'œil.

La papille n'était visible qu'à travers un grand brouillard; elle était d'une teinte blanc-rougeâtre, les vaisseaux amincis, les contours mal dessinés, à cause d'une auréole grisâtre dont elle était entourée; la choroïde congestionnée. On apercevait des taches jaunâtres (*b*) dans la partie périphérique de la choroïde.

L'œil gauche présentait le même état, mais à un degré moins prononcé.

Nous lui prescrivîmes trois pilules de Sédillot tous les jours, alternativement avec la potion iodée de 8 grammes (une cuillerée); une ventouse sur la tempe de chaque côté; friction avec onguent napolitain au pourtour des orbites, matin et soir, et le collyre au sublimé pour bassiner les yeux trois fois dans la journée.

Le 18 juillet, nous constatons un peu d'amélioration; le malade distingue un peu mieux les objets, mais il ne peut pas se conduire dans la rue tout seul. Le fond de l'œil s'éclaircit un peu. Les pilules de Sédillot sont remplacées par celles de proto-iodure de mercure; le reste du traitement est le même.

Le 1er août, bains au sublimé deux fois par semaine pendant trois semaines.

Le 20 août, bains supprimés; le reste du traitement, le même; pas de salivation.

Le 30, le malade va beaucoup mieux; il se conduit dans la rue tout seul, distingue de près la figure d'une personne, quoique imparfaitement. Les yeux sont très-sensibles à la lumière : flocons moins épais; la papille est plus visible, la rétine moins infiltrée, et sur toute la choroïde on aperçoit des taches blanches, jaunâtres, rondes, bien limitées; elles sont très-nombreuses, situées dans la périphérie, principalement du côté externe et supérieur, et on pourrait les comparer à une éruption.

Comme l'estomac ne fonctionne plus très-bien, nous avons suspendu le traitement interne pour deux semaines, aussi bien que la friction mercurielle.

Le 15 septembre, le malade reprend le même traitement interne, mais à plus faibles doses. Sous l'influence de cette médication, il va de mieux en mieux.

Le 30 octobre, nous pouvons constater qu'il lit le n° 6 des caractères de Jaeger, quoique avec difficulté; mais il voit toujours les objets dans un brouillard. Les flocons, quoique diminués, existent toujours dans l'œil gauche principalement. En même temps la photophobie est très-forte par suite de l'état de la rétine, dont l'infiltration n'a pas encore complétement disparu. Le champ visuel est en même temps diminué, principalement dans le sens transversal; il ne voit que sur l'étendue de 14 centimètres en dedans et 20 centimètres en dehors. Nous espérons cependant que, si le traitement spécifique est continué pendant quelques mois encore, la vue s'améliorera davantage, et le malade sera placé dans une condition relativement favorable pour mener une vie tranquille; mais il devra abandonner les travaux de bureau.

Obs. II. — Mme C..., quarante-deux ans, couturière, se présente à la Clinique, le 4 septembre 1861, pour consulter sur sa vue, qui est presque complétement perdue; elle ne distingue pas les personnes, et ne peut même pas se conduire seule. Sa vue avait été toujours excellente.

Il y a deux ans cette femme a eu un chancre; deux mois après apparurent des éruptions sur tout le corps, des plaques muqueuses dans la bouche et un mal de gorge très-intense. Soumise au traitement antisyphilitique, elle allait déjà un peu mieux, lorsqu'elle accoucha d'un enfant très-chétif, couvert d'éruptions, et qui succomba en quelques semaines.

Au mois de décembre 1860 la malade fut prise d'une iritis syphilitique double, qui se dissipa après deux mois de durée.

Au mois d'avril suivant, la vue se troubla de nouveau ; les yeux devinrent rouges ; elle voyait une grande quantité de mouches volantes, et tous les objets se présentaient comme à travers une gaze : elle ne pouvait plus travailler.

Dans les derniers jours du mois d'août la maladie a fait des progrès rapides ; ne pouvant plus se conduire, la malade vint nous consulter.

Etat présent : Cercle rouge péricornéen ; cornée saine ; iris brun sale dans les deux yeux ; le bord pupillaire frangé ; synéchies postérieures multiples, principalement dans l'œil gauche ; la papille est noire, irrégulière à gauche, et immobile.

A l'ophthalmoscope, on trouve des synéchies postérieures et des dépôts de pigment sur la capsule ; le fond de l'œil apparaît rouge, et le corps vitré ne contient pas de flocons, mais l'examen de la rétine dans les deux yeux est presque impossible, elle apparaît comme à travers un brouillard ; la papille est à peine visible, elle se présente comme une tache un peu plus blanche que le reste ; les vaisseaux de la rétine, aussi bien que la choroïde, ne sont pas davantage reconnaissables.

Cet état est dû à une choroïdite syphilitique. Nous prescrivons une instillation de 15 à 20 gouttes d'atropine par jour dans chaque œil, des frictions avec l'onguent napolitain au pourtour des orbites, collyre au sublimé, et les pilules au proto-iodure de mercure de 0,05 cent. (une le matin et une le soir).

Le 12 septembre, la rougeur péricornéenne a disparu ; le fond de l'œil est moins trouble.

Le 19, la malade voit moins de brouillard et commence à compter les doigts. La papille du nerf optique se voit plus distinctement ; l'infiltration péripapillaire a sensiblement diminué ; on peut apercevoir dans l'œil gauche de petites exsudations rondes, disséminées çà et là sur la partie périphérique de la choroïde.

Le 27, la malade, venue toute seule pour la première fois à la consultation, distingue les lettres du nº 20 des caractères de Jaeger.

Le 3 octobre, la vue n'a pas changé depuis la dernière visite ; mais la malade se plaint d'avoir les yeux très-sensibles à la lumière. La friction mercurielle est supprimée, et nous lui conseillons de prendre la potion iodée alternativement avec les pilules de proto-iodure.

Le 10, il y a de l'amélioration ; la malade voit moins de brouillard et elle peut distinguer de l'œil gauche les lettres du nº 14. Le champ visuel est sensiblement diminué, principalement dans l'œil droit.

Le 16, l'œil droit ne voit rien. Avec l'ophthalmoscope nous constatons que les contours de la papille du nerf optique sont plus apparents ; le fond de l'œil est en général moins trouble, mais les vaisseaux sensiblement atrophiés, et vers la périphérie on trouve les dépôts pigmentaires dans la rétine.

L'œil gauche va bien, et, vu la marche de la maladie et l'effet du traitement, nous pouvons espérer que la malade pourra recouvrer la vue de cet œil au point de pouvoir travailler, quoique avec une certaine précaution.

Ces observations sont suffisantes pour donner une idée de la maladie dans ses formes les plus fréquentes. Nous avons remarqué que sur les dix-neuf cas observés cette année, six fois il n'y avait qu'un seul œil atteint; dans trois cas les signes de l'affection secondaire n'ont pas été constatés ; six fois la maladie a eu lieu avec iritis, et treize fois il n'y avait pas la moindre trace de l'inflammation de l'iris.

Les signes ophthalmoscopiques étaient partout les mêmes : trouble général du corps vitré, et pour la plupart sans flocons ; exsudation péripapillaire, diminution du volume des vaisseaux.

Après avoir comparé tous les cas de ce genre, et nous conformant à ce que professe M. Desmarres, nous nous permettons de formuler les conclusions suivantes sur la choroïdite syphilitique en général :

1° L'une des formes les plus fréquentes de l'amaurose syphilitique est la choroïdite syphilitique, bientôt suivie de désordres dans la rétine.

2° Cette maladie présente trois phases différentes ou périodes. Dans la première période, on trouve un trouble du corps vitré, des exsudations péripapillaires dans la choroïde et des infiltrations de la papille du nerf optique ; la papille par conséquent apparaît voilée, masquée à la manière d'une lune regardée pendant un épais brouillard.

Dans la deuxième période, le trouble du corps vitré diminue sensiblement; ce n'est que par exception qu'on voit se former des flocons en forme d'une toile d'araignée. La papille du nerf optique reste infiltrée, ses contours restent diffus, et les parties environnantes de la rétine opaques. Le reste de la rétine, dans les deuxième et troisième périodes, reprend sa transparence normale. Les vaisseaux du nerf optique et de la rétine diminuent de volume ; la choroïde se couvre quelquefois dans sa périphérie d'exsudations multiples en forme de plaques rondes, blanches, grisâtres, ce qui se présente comme une éruption blanche sur le fond de l'œil. Dans la troisième période, le corps vitré reprend sa transparence normale, la papille se dégage des exsudations, la circulation devient plus libre dans les vaisseaux de la rétine, et la vision se rétablit, quoique avec diminution du champ périphérique. Ou bien, ce qui arrive malheureusement plus souvent, la papille s'atrophie, les vaisseaux diminuent de volume, et il se produit des infiltrations pigmentaires dans les parties périphériques de la rétine, ce que j'ai très-bien observé dans les deux cas décrits plus haut.

3° La choroïdite syphilitique se développe ordinairement bientôt après l'apparition de l'affection secondaire ; quelquefois cependant elle peut se développer beaucoup plus tard.

4° Elle se développe le plus souvent sans iritis, comme cela se voit dans la première observation.

5° La choroïdite syphilitique se développe tout aussi souvent dans un œil que dans les deux yeux à la fois. Quand il n'y a qu'un seul œil de pris, il peut se faire que l'affection ne se porte pas sur l'autre œil, principalement si le traitement antisyphilitique est administré. Dans d'autres cas, au contraire, la maladie, restant uni-oculaire, atteint à la longue l'autre œil.

6° On voit quelquefois l'iritis syphilitique se développer dans un œil avec ou sans choroïdite, et bientôt après survenir une choroïdite sans iritis dans l'autre œil.

7° La marche de cette maladie est ordinairement très-lente ; elle se développe pendant des mois entiers, présente des améliorations périodiques, qui sont souvent suivies d'aggravations et même de la perte complète de la vue.

8° Le pronostic de la choroïdite syphilitique est très-grave, la marche de la maladie très-irrégulière et incertaine, et il est rare qu'elle puisse être complétement guérie. Le plus souvent la vue ne revient qu'en partie. Bien des fois l'atrophie du nerf optique avec amaurose en est la conséquence.

Diagnostic différentiel. — Après avoir décrit les symptômes ophthalmoscopiques de la choroïdite syphilitique, il ne nous sera pas difficile de la distinguer des autres maladies. On ne peut la confondre qu'avec les flocons du corps vitré, la rétinite exsudative et l'œdème aigu de la papille. Et en effet :

a. Si la pupille n'est pas assez large, les flocons du corps vitré échappent à notre examen, tandis qu'ils masquent le fond de l'œil, et la papille par conséquent se présente voilée. Mais il suffit, dans ces cas, de dilater la pupille pour que le doute disparaisse. Quant aux cas particuliers de la choroïdite syphilitique accompagnée de flocons dans le corps vitré, on ne les confondra pas, à cause d'autres symptômes dans la choroïde et dans la papille, que nous avons décrits tout à l'heure.

b. La congestion de la papille et de la rétine avec leur infiltration peut simuler la choroïdite syphilitique au premier degré. La papille apparaîtra trouble en effet comme dans cette dernière maladie, et les contours mal définis. Mais en examinant attentivement la rétine dans toute son étendue et à l'image droite, nous verrons d'abord qu'il n'y a que la partie centrale de la rétine, ainsi que la papille, qui sont troubles ; dans la périphérie, au contraire, vers l'*ora serrata*, la rétine a conservé sa transparence normale. Ensuite, dans la rétinite, il y a augmentation dans la quantité des vaisseaux et dilatation des vaisseaux centraux ; dans la choroïdite, au contraire, les vaisseaux diminuent de volume, et le trouble de la rétine est général. Enfin, dans la choroïdite, la couche externe du corps vitré est trouble sur toute son étendue, au centre comme dans la périphérie, ce qui fait que toutes les parties de la rétine, centrales ou périphériques, se présentent comme à travers un brouillard ; tandis que dans la rétinite le corps vitré reste complétement transparent, et nous pouvons distinguer nettement tous les désordres de la rétine.

c. Dans un œdème aigu de la papille du nerf optique, accompagnant les maladies cérébrales, on trouve aussi des exsudations péripapillaires qui rendent les contours de la papille très-diffus. Mais avec un peu plus d'attention, on trouve que les exsudations occupent la rétine, qu'elles sont blanches, épaisses, et couvrent les vaisseaux de la rétine dans cet endroit. D'un autre côté, le corps vitré n'est pas troublé, et la choroïde est partout normale. L'erreur est encore plus difficile quand on se rappelle que l'œdème aigu se déclare brusquement et tout d'un coup, tandis que la choroïdite syphilitique se développe très-lentement.

Traitement. — Le traitement de la choroïdite syphilitique ne diffère en rien de celui de l'iritis syphilitique, si ce n'est par l'énergie d'action plus grande encore qu'il réclame. Ainsi la saignée générale de 350 à 400 grammes dans le commencement de la maladie, et 20 à 30 sangsues à la tempe, les purgatifs, frictions mercurielles au pourtour de l'orbite, atropine dans l'œil, sublimé en collyre, pilules de Sédillot et la potion iodée. Du reste, le traitement de l'iritis syphilitique décrit dans le *Traité des maladies des yeux* de M. Desmarres, et les observations que je publie ici, donneront la meilleure idée de la manière dont on doit agir dans une maladie aussi grave que la choroïdite de nature syphilitique.

II.

TUMEUR INTERNE DE L'OEIL, SITUÉE DERRIÈRE LE CRISTALLIN, DANS LA RÉGION CILIAIRE EXTERNE (1).

On trouve dans les ophthalmologies des cas nombreux de tumeurs internes de l'œil; néanmoins la pathologie de cette maladie n'est pas encore bien connue. La symptomatologie en est incertaine, surtout si on se reporte à une époque peu avancée de la maladie où les signes extérieurs sont trop insuffisants pour faire un diagnostic différentiel. C'est ici que l'examen ophthalmoscopique et celui de l'éclairage oblique sont d'un immense secours, et, comme l'histoire de notre malade va nous le prouver, il y a moyen de constater l'existence d'une tumeur fixe, bien limitée et placée derrière le cristallin.

M. Basile J..., Polonais, propriétaire de Wolhynie, âgé de soixante ans, est venu consulter M. Desmarres, le 17 septembre 1860, au sujet de son œil droit, dont la vue s'est sensiblement affaiblie depuis un an environ. Le malade est d'une constitution lymphatique, jouit d'une

---

(1) *Moniteur des sciences*, 1860. N° 136.

bonne santé, sauf une prédisposition à la constipation. A quinze ans, le malade eut la petite vérole, et il en perdit l'œil gauche. Il conserva son œil droit parfaitement sain, et il pouvait lire et écrire beaucoup sans éprouver jamais la moindre fatigue. Il y a un an, sa vue commença à s'affaiblir, une espèce de nuage passait de temps à autre devant l'œil et voilait les objets. Ce nuage, très-petit au commencement, ne fit que croître pendant huit mois; enfin il s'est arrêté et n'a point augmenté dans les derniers quatre mois. Par moments, il apercevait des étincelles rouges dans son œil, principalement lorsqu'il éprouvait quelque fatigue ou lorsqu'il faisait des efforts pour soulever un fardeau.

En examinant avec attention l'œil du malade, nous avons constaté que les paupières, la conjonctive et la cornée sont saines; l'iris un peu dilaté, mais mobile; le cristallin nullement troublé. Tous les mouvements de l'œil se font librement. De loin, le malade ne distingue pas très-bien les objets; de près, il voit assez bien, peut lire avec un certain effort le nº 4 du livre de Jaeger, et le nº 10 facilement, quoique les lettres apparaissent comme couvertes d'un voile. Du côté interne et en haut, le champ périphérique est sensiblement diminué, et il voit beaucoup plus clair tous les objets qui se trouvent à sa droite. Le phosphène externe manque, et la sensibilité, de ce côté du globe, est notablement exagérée.

Au moyen de l'éclairage oblique, M. Desmarres et moi nous avons constaté que derrière le cristallin, et du côté externe, se trouve une tumeur qui, d'un côté, paraît se confondre avec les procès ciliaires, et, de l'autre, s'étendre jusqu'à un tiers de la face postérieure du cristallin. Cette tumeur est d'une couleur jaune sale et présente plusieurs stries rouges sur sa surface, qui sont des vaisseaux, selon toute probabilité.

L'examen ophthalmoscopique est ici d'une grande importance. Voici ce que nous avons constaté ensemble avec M. Desmarres. En faisant regarder le malade droit devant lui, on ne voit, à travers le trou du miroir, qu'un tiers interne de la pupille rouge, tandis que les deux tiers sont occupés par un corps épais, non transparent. Plus le malade regarde à gauche, plus cette tumeur se cache derrière l'iris. Au contraire, quand il tourne son œil en dehors, la tumeur se place vis-à-vis de la pupille et empêche de distinguer la moindre partie de la rétine. Cette tumeur paraît avoir un bord libre, dirigé vers l'axe visuel du globe, et un bord adhérent ou la base de la tumeur, située dans la région ciliaire externe. Le bord libre, bien limité, sans bosselures, forme un arc, dont une extrémité se porte en haut et l'autre en bas et en dehors. Toutes les autres parties du fond de l'œil, telles que la rétine et la papille du nerf optique, ne présentent rien de particulier. La choroïde est injectée, du côté externe de la papille, et on y remarque la disparition du pigment; dans la partie inférieure et externe de la papille, on trouve une tache triangulaire blanche, qui n'est autre chose que l'atrophie de la choroïde. Le corps vitré est tout à fait transparent, et il n'y a pas de flocons.

De tous les signes ci-dessus indiqués, il n'est pas difficile de conclure que, derrière le cristallin, se trouve une tumeur qui est dans une connexion intime avec les procès ciliaires. Mais quelle est la nature de cette tumeur? Pour répondre à cette question, nous examinerons toutes les maladies internes de l'œil qui peuvent présenter les mêmes symptômes. Leur nombre est très-restreint; et d'abord :

Le décollement de la rétine. A l'œil nu, on aperçoit quelquefois, dans le fond de l'œil, un corps grisâtre et ordinairement flottant. L'ophthalmoscope nous démontre que la tumeur provenant du décollement de la rétine se trouve dans l'hémisphère postérieur du globe, le plus souvent en dehors de la papille du nerf optique, et qu'elle flotte dans le corps vitré ramolli, ce qui n'a pas lieu chez notre malade. La rétine décollée paraît être, en outre, d'un blanc grisâtre, et les vaisseaux que l'on remarque sur sa surface font une courbe caractéristique sur la marge du décollement et changent ensuite de couleur et de volume.

Le cysticerque du corps vitré et de la rétine présente des caractères tout autres que ceux de la tumeur que nous analysons : presque toute sa masse est transparente, ce qui fait qu'il semble être, selon M. Desmarres, d'un gris verdâtre avec des stries plus foncées sur sa surface. Outre cela, le cysticerque a une forme spéciale bien caractéristique et n'ayant rien de commun avec toutes les autres tumeurs : il est ovale, se dirige d'avant en arrière, est entouré d'un léger voile et se termine par un bout plus mince, qui est la tête de l'animal.

La tumeur provenant de la dégénérescence de la rétine présente aussi certaines analogies avec le cas actuel. Il n'y a de connu dans la science que deux cas de la tumeur interne de l'œil, occasionnée par une dégénérescence de la couche granulaire de la rétine. Le premier a été examiné par M. Robin et le deuxième par M. Schwaigger. Ces deux cas ont été observés chez les enfants de deux à cinq ans. La tumeur était d'une forme inégale avec plusieurs bosselures et était accompagnée d'un décollement de la rétine, dont la base était près de la papille et le sommet dirigé vers le cristallin. Au microscope on distinguait beaucoup de vaisseaux, et une hypertrophie considérable de la couche granulaire et conjonctivale avec atrophie d'autres éléments. Nous voyons donc que ni l'âge du malade ni les symptômes ophthalmoscopiques n'ont rien de commun avec notre tumeur.

Il nous reste encore à examiner deux espèces morbides, qui présentent plus d'analogie avec notre cas que toutes celles que nous avons mentionnées ci-dessus. Je veux parler d'un carcinome du corps ciliaire et d'une tumeur fibro-plastique composée des cellules myeloplaxes de M. Robin.

Le carcinome du corps ciliaire apparaît au début sous forme d'infiltration, comme dit M. Stellwag, et envahit à la fois une grande étendue de la choroïde. Au commencement on pourrait, dit-il, la confondre avec une choroïdite accompagnée d'une exsudation séreuse. Plus tard, quand la tumeur devient plus évidente, elle entraîne ordinairement un décollement de la rétine avec un épanchement séreux et sanguin, comme cela a eu lieu dans le cas décrit par M. Dor (*Archives d'ophthalm.*, tom. III, partie 2e). Quant à la tumeur cancéreuse elle-même, elle est constamment composée de plusieurs bosselures, qui lui donnent l'aspect d'une tumeur irrégulière avec des bords inégaux et frangés. En outre, les douleurs très-vives, lancinantes, qui apparaissent par moments dans l'œil, même pendant la première période du cancer, n'existent pas chez notre malade.

Un genre de tumeur très-peu connu jusqu'à présent dans la science a été observé dans ces dernières années par M. Desmarres et décrit dans la dernière édition de son *Traité des maladies des yeux* sous le chapitre *des tumeurs de l'iris*, avec les recherches microscopiques de M. Robin. Ce sont des tumeurs de mauvaise nature, qui siégent dans la chambre antérieure et juste à la circonférence de l'iris et de la cornée. Elles ont pour origine l'hypergenèse des éléments de la cornée ou cellules fibro-plastiques et myeloplaxes. En augmentant de volume, elles envahissent de plus en plus la chambre antérieure, perforent la cornée, et occasionnent des destructions dans les parties environnantes, de telle sorte qu'on est forcé d'enlever la partie antérieure du globe, comme M. Desmarres l'a fait avec succès à un enfant de six ans. Ces tumeurs se rencontrent assez souvent, et dans le courant de cette année j'ai eu l'occasion de voir deux cas semblables dans la clinique de M. Desmarres. En comparant le cas dont nous faisons aujourd'hui l'analyse avec ces tumeurs myeloplaxes, comme les appelle M. Robin, on leur trouve une très-grande ressemblance : ainsi l'éclairage oblique nous permet de distinguer très-nettement la couleur jaune sale de la tumeur avec des stries rouges transversales. La tumeur est ronde et bien limitée, sa base est dirigée vers le procès ciliaire et juste derrière le grand cercle de l'iris. Dans les parties environnantes nous n'avons pas trouvé de changements notables, bien que nous ayons pu voir une grande partie de la choroïde et de la rétine placée dans le voisinage de la tumeur.

Ainsi, de toutes les maladies que je viens d'examiner, ce dernier genre de tumeur me paraît présenter le plus d'analogie avec le cas que nous examinons. C'est aussi l'avis de M. Desmarres. Elle dépend sans doute de l'hypergenèse de la couche interne de la sclérotique, qui, par la structure microscopique analogue à la cornée, peut être le siége d'une même dégénérescence fibro-plastique que cette dernière. La forme, la couleur, la position et l'histoire du développement sont là pour confirmer notre supposition. En se développant sous la choroïde, cette tumeur devait comprimer la choroïde, l'amincir et la perforer, pour s'étendre ensuite dans le corps vitré.

Une semblable tumeur a été trouvée dans un œil amputé par M. Graefe, et dont M. Dor donne la description. La tumeur siégeait aussi dans la partie externe et inférieure de la choroïde, et elle était composée de cellules fibro-plastiques, fusiformes, avec des prolongements multiples, comme cela se voit dans les tumeurs fibreuses, et de cellules mélanotiques qui se seraient formées, selon M. Dor, récemment dans la tumeur fibreuse un peu plus ancienne. La tumeur fibreuse est rapportée par M. Dor à la choroïde, quoiqu'on trouve des modifications visibles dans la sclérotique voisine. Contrairement à l'opinion de l'observateur allemand, nous serions plutôt porté à penser que la tumeur a son origine dans la sclérotique et qu'elle a traversé la choroïde.

La marche de la maladie est très-irrégulière et très-incertaine; le malade nous raconte que, depuis le moment où sa vue s'est troublée, il s'est passé huit mois jusqu'à l'état dans lequel M. Desmarres l'a trouvé. Cet état n'a varié ni pendant les quatre mois suivants, ni durant les premières deux semaines de traitement. Le 4 octobre, la maladie fait de rapides progrès; la vue baisse sensiblement, le champ périphérique interne et supérieur diminue davantage et le malade ne peut lire que le n° 16. Le 10 octobre, à peine déchiffre-t-il le n° 20 du livre de Jaeger. Il n'y a point de douleurs, mais on observe une injection des vaisseaux sous-conjonctivaux, ce qui nécessite l'application de sangsues près de l'oreille. On prescrit en outre au malade la potion iodée, les frictions mercurielles et les pilules d'aloès. Le malade se sent un peu soulagé, les constipations habituelles sont vaincues et la tête un peu dégagée. La vue n'a pas diminué. — 18 octobre. La tumeur augmente de nouveau et le corps vitré se trouble, de sorte qu'on ne distingue rien avec l'ophthalmoscope même dans la partie interne de la rétine qui n'est pas encore marquée par la tumeur. — 28 octobre. Même état.

Le pronostic est très-triste pour notre malade, et d'autant plus grave qu'il n'a que cet œil qui lui est resté depuis son enfance. Dès aujourd'hui on peut considérer la vue comme complétement perdue. Quant à la tumeur, celle-ci, en augmentant chaque jour et en comprimant le cristallin et les autres parties internes de l'œil, provoquera des douleurs ciliaires si violentes que tôt ou tard l'enlèvement de l'œil sera indispensable.

III.

APOPLEXIES DE LA RÉTINE ET DU NERF OPTIQUE (1).

Parmi les nombreuses affections qui se développent dans le fond de l'œil et constituent la cause de l'amblyopie, les apoplexies de la rétine et du nerf optique ne sont pas les plus rares.

(1) *Gazette des hôpitaux*, 1861. N° 68.

Dans le grand nombre des malades amblyopiques qui se présentent à la consultation de la clinique de M. le docteur Desmarres, nous rencontrons cette maladie 7 fois sur 100, comme on le voit dans le tableau suivant :

Depuis le 1er janvier de l'année 1861 jusqu'au 1er mai, il s'est présenté à la clinique de M. Desmarres 1,762 malades nouveaux, et sur ce nombre considérable il y avait 243 malades atteints de maladies profondes des yeux qui ne pouvaient être appréciées qu'avec l'ophthalmoscope. Le plus grand nombre des malades étaient atteints d'une amaurose cérébrale caractérisée par une atrophie de la papille du nerf optique ; elles étaient au nombre de 58, dont une était congénitale. Ensuite venaient les hyperémies de la papille, au nombre de 30. Les staphylomes postérieurs et les atrophies choroïdiennes étaient au nombre de 31. Les excavations de la papille au nombre de 25, et 15 d'entre elles étaient glaucomateuses. 19 décollements de la rétine, 17 apoplexies de la rétine et du nerf optique, dont deux albuminuriques, 11 cas d'opacité périphérique du cristallin sans autre affection appréciable, 8 cas de rétinite pigmentaire, 7 cas de flocons du corps vitré, 6 choroïdites congestives, 5 cas d'amblyopie alcoolique, 5 cas de choroïdite syphilitique, 3 cas d'exsudation plastique dans la rétine, dont une se développa à la suite des couches, 4 cas d'œdème de la papille et de la rétine à la suite d'une affection cérébrale, 3 apoplexies choroïdiennes (à part celles qui accompagnent la choroïdite atrophique), 3 dégénérescences graisseuses de la rétine occasionnées par l'albuminurie, 2 exsudations dans la macula, 2 apoplexies du corps vitré, 2 luxations du cristallin, 1 cas de synchisis étincelant, et 1 cas d'inflammation aiguë de la rétine.

L'apoplexie de la rétine était déjà connue bien avant la découverte de l'ophthalmoscope, et si d'une part on a observé que les apoplexies occupaient quelquefois le nerf optique sur une grande étendue (1), d'autres fois (2) on les a vues se développer dans un ou plusieurs endroits de la rétine. Carron du Villards (3)

(1) *Jg. May. Beitrage zur Augenhk.*; Wien, 1850, p. 24.

(2) Walther. *Abhandl. aus d. Geb. d. Chir. u Augk.*, 1810, B. 1, p. 10.

(3) *Gaz. méd. de Paris*, 1830.

a décrit cette affection avec assez de détails, et constaté par autopsie l'existence de larges apoplexies rétiniennes dans l'épidémie de typhus qui sévit en Italie en 1817. Bien que l'existence de la maladie ne fût pas contestable, les moyens de la reconnaître pendant la vie n'étaient que très-incomplets. Il est vrai qu'on pouvait dans quelques cas supposer l'existence d'une apoplexie par la perte ou l'affaiblissement brusque de la vue, et la coloration des objets qu'on pouvait encore voir en rouge ou en jaune, comme l'avait remarqué Carron du Villards; mais dans la majorité des cas le diagnostic était impossible. Aujourd'hui nous possédons des moyens qui non-seulement nous permettent de reconnaître la maladie, mais en même temps de prévoir la gravité et les conséquences du mal. Parmi ces moyens, les uns appartiennent aux symptômes physiologiques, les autres à l'examen du champ visuel, et d'autres enfin à l'ophthalmoscope.

Les *signes physiologiques* ne sont jamais constants, et, à cause de cela, ne peuvent avoir qu'une valeur relative avec le concours des autres signes, tandis que par ce seul moyen il serait impossible de faire un diagnostic exact. Voici à peu près ce qu'on observe dans cette affection :

Le malade perd subitement la vue sans aucun symptôme précurseur; quelquefois la vue n'est pas complètement abolie, mais tous les objets lui apparaissent rouges ou bruns, et cela tout à coup. Cela s'observe davantage quand il ferme son œil sain; regardant devant lui, le malade s'aperçoit quelquefois alors que les objets qu'il regarde sont couverts en partie ou en totalité d'une masse rouge, brune ou noire, ou bien les personnes et les objets lui apparaissent comme à travers un brouillard.

Mais tous ces signes peuvent manquer, le mal peut arriver la nuit, et le lendemain le malade s'apercevra qu'il ne voit guère ou très-peu de son œil. C'est alors qu'on a recours à l'examen du champ visuel et à l'examen ophthalmoscopique.

Examen du champ visuel. Le champ de la vision peut être notablement diminué dans les maladies de la rétine et du nerf optique; la vue peut être même complétement abolie dans des points correspondant à une apoplexie, exsudation ou décollement, sans qu'elle soit sensiblement atteinte dans des parties qui correspondent à la rétine saine.

Pour déterminer la limite du champ de la vision, M. Desmarres procède de la manière suivante :

Il place le malade auprès d'un tableau ou d'une feuille de papier accroché sur un mur, à la distance de 26 centimètres, et lui fait fixer avec un œil le point qu'il marque au crayon ; à côté du point fixé, il tient un objet quelconque, et, en s'éloignant peu à peu, marque le point où le malade le perd de vue. En procédant ainsi dans tous les sens, on trouve que le malade, regardant fixement un point quelconque, peut voir à la fois une surface plus ou moins grande dont le diamètre transversal est par exemple X, et le vertical Y.

Il est évident que la ligne qui limite cette surface formera une figure plus ou moins irrégulière et présentera des échancrures dans les endroits correspondant aux épanchements. Dans les cas d'une apoplexie se trouvant au-dessus de la papille, le champ périphérique sera diminué en bas. Quand l'épanchement se trouve dans la partie interne de la rétine, l'échancrure du champ visuel s'observera du côté externe, etc. Quand, au contraire, l'épanchement occupe la macula lutea, la vision centrale est abolie sur un espace d'autant plus grand que l'épanchement sera plus étendu. Le malade, en voulant fixer un objet quelconque, verra toujours une tache noire, rouge ou brune, masquant cet objet, et il n'apercevra que les objets qui se trouvent vers la périphérie.

Un exemple analogue vient de se présenter récemment à notre examen.

Obs. I. — M. D..., âgé de vingt et un ans, d'une constitution forte et robuste, toujours bien portant et n'ayant aucune maladie, travaillait à la maçonnerie, quand tout à coup, en soulevant une pierre, il remarqua que cette pierre lui apparaissait un instant rouge. Essayant alors de voir de l'œil droit seul, il fut tout effrayé de ne voir avec cet œil que très-imparfaitement. Il vint à la clinique de M. Desmarres, et voici ce que nous trouvâmes :

Pas de changements appréciables à l'œil nu, la pupille était noire et se contractait bien. Lui présentait-on une montre, il ne la voyait que quand elle se trouvait tout à fait en haut et en dehors. L'examen du champ de la vision nous montre que la vision centrale est abolie sur une étendue de 20 centimètres en ligne transversale et de 15 centimètres en ligne verticale. Au delà de cette limite, il voyait les objets, quoique imparfaitement. Nous conclûmes donc avec M. Desmarres qu'il y avait un épanchement dans la macula, et l'ophthalmoscope nous a montré en effet qu'il y avait une large tache rouge apoplectique occupant toute la macula; elle était d'une forme ronde et d'un volume un peu plus grand que la papille du nerf optique, qui à son tour était fortement congestionnée. Le traitement antiphlogistique fut prescrit, mais le malade n'est pas revenu depuis.

Cette observation prouve jusqu'à l'évidence à quel point de justesse et de précision on peut arriver dans le diagnostic de cette maladie par l'examen du champ de la vision.

Il n'y a que le décollement de la rétine qui pourrait donner les mêmes signes; mais alors l'absence des phosphènes et encore plus l'ophthalmoscope décideraient la question.

Avec l'ophthalmoscope on doit distinguer deux genres d'apoplexies de la rétine : les apoplexies artérielles et les apoplexies veineuses.

L'apoplexie qui dépend de la rupture d'une artère se rencontre très-rarement; elle dépend de la rupture d'un anévrysme ou d'une partie athéromateuse de l'artère, et peut se faire à la suite d'une chute, d'un coup violent sur l'œil et la tête, ou d'un effort quelconque. Si le corps vitré n'est pas sensiblement ramolli, le sang ne pourra pas couler longtemps, par suite d'une pression qu'exercera le corps vitré sur le vaisseau rompu; il se formera bientôt un coagulum qui bouchera l'artère. Mais comme l'affluence de sang sera interrompue, il résultera que le bout périphérique de l'artère se videra, s'atrophiera et apparaîtra sous l'ophthalmoscope comme une strie blanche donnant des ramifications et ayant l'aspect d'un vrai vaisseau blanc.

L'observation suivante offrira un curieux exemple de la maladie.

Obs. II. — Mme L..., couturière, âgée de soixante-six ans, d'une forte constitution et d'une bonne santé, avait une bonne et longue vue, quand tout à coup, au mois de mars 1859, il lui survint une forte congestion à la tête, avec perte subite de la vue de l'œil gauche.

Quelques jours après, la vue ne revenant pas, cette femme alla consulter M. Desmarres, qui, ayant reconnu une apoplexie récente, lui prescrivit des ventouses à la tempe gauche, des purgatifs, des collyres au sublimé; et après un traitement de trois mois, la malade, qui distinguait à peine les gros objets, pouvait lire le n° 17 de Jaeger.

A la même époque elle commença à ressentir certains symptômes nerveux, tels que des crampes dans la face avec difficulté de la parole, des vertiges continuels et un certain malaise général. En 1860, au mois d'octobre, elle revint de nouveau consulter pour son œil gauche, qui s'affaiblissait notablement. Nous constatâmes alors ce qui suit :

En examinant à l'œil nu, on ne trouve rien : l'iris ni la pupille ne présentent aucun changement; la malade compte les doigts de cet œil à deux pas de distance et lit le nº 14 de Jaeger, quoique avec difficulté; le champ visuel supérieur et interne est diminué.

Avec l'ophthalmoscope, on constate des opacités périphériques du cristallin et quelques flocons dans le corps vitré. La papille du nerf optique est atrophiée (voir la figure) ; elle est blanche, avec le centre un peu grisâtre; il n'y a que quelques petits vaisseaux capillaires sur la papille, d'autres ont disparu. Les vaisseaux centraux sont sensiblement diminués de volume, et notamment ceux de la partie inférieure. Dans la partie supérieure et externe (l'image étant renversée), on voit un épanchement de sang A à côté d'une artère. Cette tache apoplectique est d'une forme inégale et présente dans le voisinage une tache blanche, qui paraît être une exsudation organisée. A partir de cette tache, on voit naître un vaisseau blanc B qui a la forme, le volume et la direction d'une artère, donnant des ramifications à droite et à gauche, et diminuant de volume de plus en plus en s'approchant de l'*ora serrata*. Cette strie blanche n'est autre chose qu'une artère atrophiée.

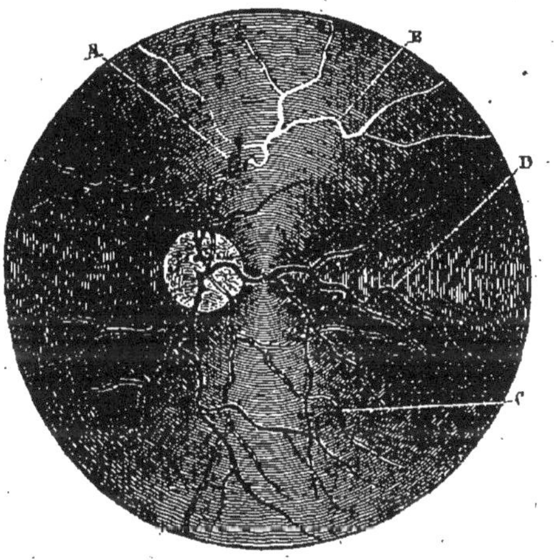

Cette maladie a donc commencé par une rupture de l'artère; l'inflammation qui en est résultée a obstrué le calibre du vaisseau, et l'artère s'est atrophiée. L'atrophie de la papille doit être considérée comme une conséquence de l'épanchement et de l'atrophie de l'artère.

Les apoplexies veineuses sont beaucoup plus fréquentes que les artérielles, et elles varient beaucoup par leur forme, leur volume, et surtout selon la cause qui les produit.

Les apoplexies peuvent être isolées et occuper un seul point de la rétine ou du nerf optique, comme on en voit un exemple dans la première observation. La forme peut être ronde, principalement quand l'épanchement est dans la macula; quelquefois les taches apoplectiques sont très-petites, presque microscopiques, rondes ou irrégulières, mais alors elles sont nombreuses, et occupent à la fois une très-grande partie de la rétine, principalement tout autour du nerf optique.

Mais ce n'est pas autant à l'étendue ni au nombre des épanchements qu'on doit faire attention qu'à la place qu'ils occupent.

« Dans la région de la macula, dit M. Desmarres, un petit épanchement peut abolir à jamais la vision; tandis qu'ailleurs une collection très-large de sang ne l'affaiblit même pas. » Le sang, en effet, se résorbe facilement partout dans la rétine, et ne laisse pas de traces; mais il suffit que l'épanchement empiète un peu sur la macula pour qu'il ne se résorbe qu'incomplétement. L'exemple suivant est très-instructif à cet égard.

Mme C..., âgée de soixante-quatorze ans, couturière, est venue à la clinique de M. Desmarres le 22 mars 1860, consulter pour son œil droit, dont elle ne voyait presque pas.

Trois mois auparavant, elle était tombée sur la tête, et à la suite de cette chute elle avait ressenti un sentiment de pesanteur dans l'œil; plus tard, elle commença à voir des étincelles rouges et des taches noires flottant devant ses yeux.

Enfin, il y a quinze jours, elle a brusquement perdu la vue de cet œil. En examinant ses yeux à l'œil nu, nous ne trouvons rien. L'iris se contracte assez bien; la vue centrale est complétement abolie, et la malade ne voit les objets qu'à moitié; la partie supérieure lui apparaît couverte par une tache noire, tandis que la partie interne et inférieure de ces objets apparaît brunâtre. Elle ne distingue même pas le cadran d'une montre. Du côté externe, elle voit les objets beaucoup plus nets. On devait donc supposer qu'il y avait ou un décollement de la rétine, ou une apoplexie; mais comme les phosphènes sont restés intacts, nous conclûmes qu'il y avait un épanchement de la rétine. L'examen ophthalmoscopique nous a montré qu'il y avait des opacités périphériques dans le cristallin, rien dans le corps vitré. La papille n'était pas injectée ; elle était entourée d'une zone blanche avec des stries noires qui n'étaient autre chose qu'une atrophie de la choroïde de date ancienne, telle qu'on la voyait aussi dans l'autre œil. Mais à côté de cette zone il y a un large épanchement de sang, d'un volume beaucoup plus grand que la papille même.

Il est évident que cette apoplexie n'est pas dans la choroïde, puisque les vaisseaux de la rétine sont couverts aussi par le sang épanché. Le traitement antiphlogistique a été prescrit avec un grand succès.

Des ventouses tous les quinze jours sur la tempe, les purgatifs, les collyres au sublimé et la friction mercurielle, ont agi parfaitement bien, et déjà, en trois mois, la malade pouvait reconnaître les aiguilles d'une petite montre. Nous l'avons revue de nouveau, elle continuait d'aller bien; la plus grande partie du sang était résorbée, et il ne restait qu'une petite tache brune dans l'endroit qui empiétait en partie sur la macula, et c'est dans la partie correspondante justement que le champ visuel présentait encore une notable échancrure.

Nous avons parlé plus haut des épanchements multiples qui entourent la papille du nerf optique de tous les côtés. Cela se voit le plus souvent dans l'albuminurie. Mais il y a une certaine différence entre les apoplexies ordinaires et celles qui dépendent d'une albuminurie; et pour le praticien il est important de savoir la définir.

Voici en quelques mots les signes qui caractérisent les différentes apoplexies :

1° Dans l'apoplexie albuminurique, les deux rétines sont ordinairement prises à la fois de la même affection à des degrés plus ou moins différents. Dans l'apoplexie qui dépend d'une tout autre cause, le plus souvent c'est un œil qui est pris.

2° Dans l'albuminurie, les épanchements se placent tout autour de la papille en forme d'éventail, ce qui ne se voit que par exception dans d'autres cas, et ordinairement ils se placent dans la partie inférieure de la rétine, en dehors ou en haut de la papille.

3° Dans l'albuminurie, nous constatons, outre les taches apoplectiques et une forte injection de la papille, un trouble marqué de toute la partie centrale de la rétine, ce qui dépend de la dégénérescence graisseuse commençante. Tout au contraire, quand les apoplexies sont aussi nombreuses que celles dues à l'albuminurie, mais dépendent d'une autre cause, alors la rétine est transparente, même dans le voisinage de chacune de ses taches.

4° La forme de la tache apoplectique est ici d'une grande valeur. La majeure partie de ces taches est placée le long des veines et tout près d'elles, ce qui fait que chacune de ces taches, placées le plus souvent en arrière du vaisseau et se confondant en partie avec lui, présente la forme linéaire striée. Les taches, irrégulières et larges, ne se voient que quand elles se forment sur la plaque graisseuse, c'est-à-dire au deuxième ou troisième degré. J'ai constaté ce phénomène à plusieurs reprises, et je puis affirmer que dans la première période de l'amblyopie albuminurique les épanchements ont toujours cette forme striée. M. Desmarres parle de cette forme particulière des apoplexies dans l'albuminurie; Graefe et Schwaigger (1) ont observé aussi la forme striée des apoplexies dans cette maladie. Dans toutes les autres apoplexies qui ne dépendent pas de la maladie de Bright, la rupture se fait dans le point de la bifurcation d'un vaisseau, et la tache apoplectique prend la forme triangulaire ou irrégulière.

5° Dans une période plus avancée de l'apoplexie, il y a des signes qui se trouvent dans la maladie de Bright seulement, et d'autres sont propres à toutes les autres apoplexies. Les plaques rouges albuminuriques se transforment à une période avancée de la maladie en plaques blanches. Cela ne se voit pas ailleurs, mais, au contraire, une partie du sang se résorbant laisse des ecchymoses quelquefois plus larges que n'étaient les épanchements. Dans des couches plus épaisses de sang épanché, il n'y a que les parties liquides qui se résorbent; les parties solides, en s'accumulant sur un point, apparaissent d'un teint plus foncé.

Les épanchements de sang peuvent être confondus avec ceux du corps vitré, principalement quand ils se trouvent dans l'hémisphère postérieur et tout à côté de la rétine, ou bien ils peuvent être pris pour les épanchements de la choroïde; mais rien n'est plus facile que le diagnostic de ces différentes affections.

Si le sang se trouve dans le corps vitré et masque une partie

(1) *Arch. f. ophthalm.*, B. VI, A. II, p. 277.

du vaisseau rétinien, il apparaît alors d'une couleur rouge et peut simuler l'épanchement de la rétine. Mais en faisant exécuter des mouvements à l'œil, on verra la tache apoplectique se déplacer et les rapports entre elle et les vaisseaux changer, ce qui indiquera que le sang se trouve dans le corps vitré. J'ai eu occasion, l'année dernière, d'observer ce cas dans la clinique de M. Desmarres, chez une femme dont la vue était troublée à la suite des couches. Du reste, l'erreur ne serait pas grande, parce qu'un pareil épanchement dépend ordinairement de la rupture d'un vaisseau rétinien.

Il n'en est pas de même des apoplexies de la choroïde; elles diffèrent par leur cause et leur signification de celles de la rétine, et il importe beaucoup au praticien de les reconnaître.

Les apoplexies de la choroïde sont d'abord beaucoup plus rares que celles de la rétine, et ne se voient que dans la choroïdite-atrophique, dans le glaucome, quelquefois dans l'irido-choroïdite, dans le scorbut, et à la suite des blessures de l'œil et des opérations pratiquées sur cet organe. Ensuite les épanchements choroïdiens se rencontrent le plus souvent vers l'*ora serrata*. Mais le signe le plus caractéristique se trouve dans leur disposition relativement aux vaisseaux rétiniens : ainsi l'épanchement qui se trouve dans la choroïde laisse les vaisseaux de la rétine intacts, et on peut voir que ces vaisseaux passent au-devant de la tache apoplectique, ce qui se voit principalement à l'image droite.

Nous avons déjà parlé du pronostic en parlant des apoplexies dans la *macula*, et nous n'avons pas besoin d'y revenir.

Quant au traitement de la maladie, il doit être antiphlogistique le plus énergique, tant que les forces du malade le permettent : la saignée générale, les ventouses scarifiées sur la tempe tous les dix ou quinze jours, les frictions mercurielles autour de l'orbite, les collyres à l'iodure de potassium ou au sublimé, et les purgatifs. Chez les anémiques, au contraire, il faudrait agir avec une extrême prudence, et ne pas se hasarder dans un traitement débilitant, principalement si l'apoplexie de la rétine survient dans la convalescence d'une maladie grave. Les toniques réussissent mieux chez ces personnes, d'après M. Desmarres, que les moyens affaiblissants. J'ai déjà eu plus d'une fois l'occasion de me convaincre de l'efficacité de ces moyens. Dans ce moment-ci, on peut voir parmi les consultants de la clinique un malade qui a été pris d'apoplexie rétinienne dans les deux yeux pendant la convalescence d'une fièvre cérébrale, laquelle l'a rendu très-faible et anémique au plus haut degré. Au lieu d'employer un traitement antiphlogistique, nous avons préféré lui prescrire un régime tonique, fortifiant, en même temps que le collyre au sublimé; et aujourd'hui, après un mois de traitement, il est presque complétement guéri; les taches apoplectiques se sont résorbées, et il n'y a qu'une légère hyperémie des papilles, qui ne manquera pas de disparaître.

IV.

COMPTE RENDU DES OPÉRATIONS PRATIQUÉES DANS LA CLINIQUE OPHTHALMOLOGIQUE DE M. DESMARRES EN 1860 (1).

La clinique ophthalmologique de M. Desmarres présente de précieux et de nombreux matériaux pour une étude sérieuse de la chirurgie oculaire. Mais il ne suffit pas de voir comment on fait une opération, — l'étude de la marche des plaies et de leur guérison, des complications qui surviennent pendant et après l'opération, est quelquefois plus instructive que l'opération elle-même. Depuis que M. Desmarres a bien voulu m'appeler à l'aider dans ses travaux cliniques, je me suis adonné de préférence à faire l'historique détaillé des malades opérés par lui ou par son fils, et je me propose de livrer aujourd'hui à la publicité leurs résultats.

Dans ce compte rendu, j'insisterai principalement sur les méthodes opératoires dont se sert ordinairement M. Desmarres, sur les modifications apportées à ces méthodes dans les cas exceptionnels, et les résultats des opérations.

Je crois que mon travail actuel ne sera pas sans intérêt, même pour ceux de mes confrères qui ont suivi avec moi la clinique.

---

(1) *Union médicale*, 1860. Nos 126 et 149.

Ils se rappelleront les malades qu'ils ont vu opérer et apprendront en même temps la marche et l'issue des opérations.

Du 1er janvier au 25 mai, il s'est présenté à la clinique de M. Desmarres 2,004 malades nouveaux; 230 d'entre eux ont été soumis à différentes opérations, et notamment 63 malades ont subi l'opération de la cataracte, 41 ont été opérés de pupille artificielle, 11 de strabisme, 10 de staphylôme, 4 de ptérygion; 1 a subi l'extirpation de l'œil, 4 d'entropion, 1 de trichiase, 49 de chalazion, dont 26 ont été opérés par M. Desmarres fils, et 2 par moi, et 43 de tumeur lacrymale, dont 24 par M. Desmarres fils, 2 de l'extirpation du cancroïde de la paupière, 1 d'ankyloblepharon.

Le résultat le plus satisfaisant a été obtenu dans les opérations de la cataracte par le procédé de l'extraction avec le lambeau kérato-conjonctival supérieur; sur 34 opérés par cette méthode, il y a eu 29 guérisons, et 5 fois seulement perte de l'œil à la suite du phlegmon interne, soit 86 guérisons sur 100. M. Desmarres, dans sa pratique chirurgicale des années précédentes, a pu se convaincre que, dans cette opération, il a eu même 90 à 95 guérisons sur 100 cas. Ce résultat heureux doit être nécessairement attribué à l'habileté du chirurgien et à la méthode opératoire.

Dans l'opération de l'extraction, le chirurgien cherche toujours à obtenir la réunion de la plaie par première intention. Or, la méthode de M. Desmarres, plus que tout autre procédé, offre des conditions favorables pour le rapprochement intime des lambeaux; elle a en outre un avantage particulier, celui de maintenir le rapprochement ou coaptation des lambeaux. Après avoir coupé la cornée, il passe le couteau sous la conjonctive du bulbe par un allongement de la plaie kératique et forme ainsi le lambeau kératique avec une languette de la conjonctive attachée au milieu (1). L'avantage de cette petite bride conjonctivale est, qu'elle s'accole très-vite à la surface d'où elle était détachée et tient ainsi les bords de la plaie rapprochés. En raison de cette circonstance, la réunion par première intention est la règle générale dans cette opération. Ce fait est si vrai, que nous voyons

(1) Desmarres, *Traité pratique des maladies des yeux*, t. III, p. 261.

quelquefois les chirurgiens détacher involontairement une bride de la conjonctive avec le lambeau kératique, et les malades n'en guérissent que plus vite.

Un autre avantage de cette méthode est non moins important. La réunion de la plaie se faisant dans vingt-quatre ou quarante-huit heures par première intention, la hernie de l'iris a moins de chance de se produire. Elle se produit cependant dans les cas où la réunion de la plaie n'était que partielle, mais alors son volume est beaucoup plus restreint que dans toute autre méthode, et avec le progrès de la cicatrisation, il se réduit souvent tout seul, ou bien il suffit de faire une compression du globe de l'œil avec une boule de charpie, et, de temps en temps, une légère cautérisation au nitrate d'argent, pour que le malade en soit guéri. Les choses ne se passent pas ainsi dans le procédé de la kératotomie simple. Quand l'iris est pincé entre les bords de la plaie et que les muscles de l'œil le poussent en avant, il se produit alors une large hernie qui ne s'arrête qu'aux limites du lambeau. Le lambeau kératique se renverse et rend la réunion très-difficile.

Il n'arrive pas toujours que le chirurgien puisse s'applaudir d'avoir fait l'extraction selon les règles indiquées dans la médecine opératoire. Quelquefois il survient pendant l'opération des complications qui nécessitent une modification à un moment donné.

Une des premières complications est la sortie prématurée de l'humeur aqueuse, à la suite de quoi l'iris s'engage sous le couteau, comme cela est arrivé deux fois cette année : une première fois, à la suite d'un effort très-grand des muscles de l'œil, et une seconde fois, à la suite d'un mouvement brusque du malade pendant la contre-ponction. Chaque fois on a essayé de repousser l'iris en passant l'index sur l'endroit de la cornée en rapport avec le tranchant de l'instrument; mais comme cela ne réussissait pas, on enleva la partie de l'iris engagée sous le couteau et on acheva le lambeau kérato-conjonctival. Lorsque cette perte de substance intéresse la marge de l'iris, le malade n'a rien à craindre, si ce n'est une légère déformation de la pupille, qui du reste n'est que très-peu visible, étant couverte en haut par la paupière supérieure. Si, au contraire, une partie de l'iris est emportée au-dessus de la pupille, comme cela est arrivé dans un de nos cas, ce qui produit une double pupille, on coupe le petit pont qui sépare la pupille artificielle de la pupille naturelle.

Un autre accident qui a été observé dans la seconde période de l'opération, c'est la sortie difficile du cristallin sous l'influence des adhérences de la capsule à la face antérieure ou postérieure du cristallin. On observe ces adhérences dans les cataractes molles à leur origine et modifiées par le temps qui amène une sorte de desséchement de leur surface, et, conséquemment, l'état pathologique dans les cellules du cristallin qui deviennent opaques, granuleuses et adhérentes à la capsule, selon les recherches de M. Robin. (*Ibid.*, p. 45.)

Toutes les fois que ces adhérences se sont présentées, elles étaient diagnostiquées avant l'opération, par M. Desmarres, à raison de la blancheur plus manifeste et reflétant plus fortement la lumière sur les endroits où la capsule était comme collée sur le cristallin.

Dans ces cas, les modifications suivantes sont indiquées dans le procédé opératoire :

Le malade est couché sur un lit : après avoir déchiré la capsule en plusieurs endroits, on pousse le cristallin de tous côtés. S'il n'a de tendance à s'échapper que par un seul endroit, on l'accroche avec un crochet simple et on l'extrait après avoir rompu les adhérences. Cela fait, on examine l'œil pour s'assurer que la pupille est noire; si au contraire on trouve que les débris des exsudations capsulaires couvrent la pupille, on les extrait avec la serretèle. Quelquefois ce procédé ne réussit pas non plus, et la cataracte reste fixée à la capsule épaissie par les exsudations. Dans ces cas, on excise l'iris et on tâche ensuite de passer avec une curette au-dessous du cristallin, de manière à pouvoir détacher les adhérences et faire sortir ensuite le cristallin.

Après avoir donné un aperçu général de la méthode d'extraction de M. Desmarres, je passe à la communication des observations faites sur des malades opérés suivant cette méthode. Pour la faire mieux comprendre, je distinguerai trois différents groupes :

I. EXTRACTIONS AVEC LAMBEAU KÉRATO-CONJONCTIVAL, DIFFICILES PAR SUITE D'ADHÉRENCES CAPSULAIRES.

Obs. I. — M. Baudinet, cordonnier, âgé de 56 ans, ayant une bonne santé, est atteint d'une cataracte capsulo-lenticulaire dure; la capsule antérieure est doublée de couches épithéliales en haut et en dehors. Tous les phosphènes existent et le malade a la sensation de la lumière. — 1er février. Le malade étant couché sur un lit, M. Desmarres l'opère par la kératotomie supérieure. On détache une large bride de la conjonctive avec le lambeau kératique, et l'on incise largement la capsule, mais le cristallin ne se laisse pas déplacer, ce qui est d'autant plus grave que l'œil est très-mou et que toute pression tant soit peu intense pourrait faire sortir le corps vitré. C'est alors que M. Desmarres accroche le cristallin au moyen d'un crochet ordinaire et l'attire en avant et en dehors, sans que la moindre partie du corps vitré s'échappe. — 2 février. Pas d'inflammation. — 3 février. Pas de rougeur; la plaie est réunie, à l'exception d'une petite partie située en dedans de la bride conjonctivale; la pupille est noire et le malade compte les doigts qu'on lui présente. — 5 février. L'iris forme une petite saillie dans la partie interne de la plaie. — 10 février. La pupille noire présente une échancrure en haut à cause de la petite hernie de l'iris en cet endroit. Le malade quitte la Clinique avec la recommandation d'instiller dans l'œil de l'atropine et de faire une compression du globe avec une boulette de charpie. — 2 mars. Tout va bien, et la hernie n'est grosse que comme une tête d'épingle. — 9 mars. Le malade est guéri, et on lui conseillé de porter des lunettes n° 2 1/4, biconvexes, pour lire, et n° 5, pour voir de loin.

Obs. II. — Madame Davinière, âgée de 66 ans, veuve d'un employé, est atteinte d'une cataracte capsulo-lenticulaire dure; près du bord externe de la pupille, on aperçoit des stries blanches sur la capsule qui indiquent des adhérences entre le cristallin et la capsule. On pratique l'extraction le 23 mars, par le procédé kérato-conjonctival supérieur; le lambeau est taillé régulièrement, mais la capsule craque sous le kystitome et se déchire difficilement. La pression seule ne suffisant pas à faire sortir le cristallin, M. Desmarres fait transporter la malade sur un lit. Là, les paupières sont écartées, le crochet simple introduit dans la chambre postérieure accroche le cristallin et le retire en dehors non sans difficultés et sans que le corps vitré s'échappe. Après l'opération, la pupille est noire, le morceau de la capsule se voit sous le bord inférieur de l'iris. La malade est pansée comme à l'ordinaire. En examinant le cristallin avec attention, on aperçoit que sur la face postérieure la couche corticale manque dans plusieurs endroits, et que sur la face antérieure les débris de la capsule restent adhérents au cristallin. Le lendemain, l'œil est examiné; il n'y a aucune rougeur, la plaie est réunie et la chambre antérieure rétablie. — 26 mars. L'œil est blanc, la pupille noire, et la malade peut compter les doigts qu'on lui présente. — 27 mars. Elle quitte la Clinique dans les meilleures conditions. Nous avons eu l'occasion de revoir la malade deux semaines plus tard et de constater qu'elle continuait d'aller bien.

Obs. III. — Madame Dray, blanchisseuse, âgée de 74 ans. L'œil gauche présente une cataracte dure avec les stries blanches luisantes au milieu. La cataracte s'est déclarée il y a environ dix ans, et s'est complétée progressivement. L'iris se contracte bien. On l'opère le 25 avril, suivant la méthode kérato-conjonctivale supérieure; la cornée est largement ouverte; la capsule est déchirée en plusieurs directions, mais le cristallin ne bouge point sous la pression du doigt. On fait alors coucher la malade sur un lit et on extrait le cristallin avec le crochet simple. — 26 avril. La partie de la plaie comprise entre la bride conjonctivale et l'angle interne du lambeau est réunie. — 28 avril. La réunion est complète. — 30 avril. Il y a une injection de la conjonctive, près de la partie externe du lambeau; on prescrit l'atropine. — 1er mai. Même état. — 4 mai. Il y a une suffusion du lambeau inférieur, avec forte injection de la conjonctive. On applique une ventouse scarifiée, on prescrit l'instillation de l'atropine et un purgatif; le lendemain, il y a une grande amélioration. — 6 mai. Pas de rougeur, la vue s'est améliorée. — 8 mai. La malade compte les doigts avec cet œil.

Obs. IV. — Madame Ferandon, âgée de 60 ans, est opérée, le 4 avril, de la cataracte gauche, par le procédé à lambeau kérato-conjonctival supérieur. La cataracte étant demi-dure et la capsule adhérente au cristallin, M. Desmarres a eu une grande difficulté à extraire ce dernier. Avec le crochet simple, il a extrait une grande partie du cristallin, le reste était retiré avec la curette. Une partie de la capsule est abandonnée dans la partie supérieure de la chambre postérieure pour ne pas laisser échapper le corps vitré. — 6 avril. La réunion est complète, la pupille est noire dans sa partie inférieure, le reste est couvert par la capsule. On fait instiller de l'atropine. — 8 avril. La capsule se rétracte et la malade voit de mieux en mieux. — 12 avril. L'œil n'est pas rouge; une grande partie de la pupille est noire, et, avec les lunettes nos 2 1/2 et 5, elle voit bien de près et de loin.

Obs. V. — Madame Lebard, blanchisseuse, âgée de 68 ans. L'œil droit est atteint d'une cataracte ancienne, dure, dont les couches corticales sont prises en même temps et adhèrent à la capsule, ce qui fait prévoir à M. Desmarres des difficultés dans l'extraction. L'œil gauche présente aussi une cataracte qui, bien qu'avancée, permet encore à la malade de se conduire. L'extraction kérato-conjonctivale supérieure est pratiquée le 19 avril, et les prévisions de la difficulté de l'opération se sont en effet réalisées, et, malgré des essais réitérés, M. Desmarres ne put déchirer la capsule que dans la partie supérieure, où elle n'était pas si intimement adhérente. Le cristallin ne bougea pas : on a dû alors exciser l'iris dans sa partie supérieure, déchirer davantage la capsule et tirer le cristallin avec le crochet en avant. Voyant cependant qu'il tenait encore en bas, M. Desmarres prit la curette dans sa main gauche, la porta en dessous et rompit les adhérences. Avec le cristallin, il s'est échappé un peu de corps vitré; on se hâta donc de remettre la cornée et la bride conjonctivale sur place et de panser l'œil comme à l'ordinaire. — 21 avril. On voit un peu de rougeur et de l'iritis, mais la réunion de la plaie existe. On applique une ventouse le matin et une le soir, et on prescrit le calomel à l'intérieur. — 24 avril. La rougeur a diminué, mais les exsudations remplissent la chambre antérieure. — 26 avril. On aperçoit une opacité dans la partie supérieure de la cornée; on prescrit l'atropine. — 30 avril. Les exsudations commencent à se résorber. Dès lors, la malade va de mieux en mieux; la pupille se dégage peu à peu des fausses membranes, et le 18 mai la malade peut compter les doigts.

Dans les cinq cas précédents, nous voyons que l'extraction du cristallin adhérent ne peut pas se faire sans qu'on se serve du crochet ou de la curette. La dernière observation nous montre en outre que pour vaincre les obstacles il ne suffit pas de la manœuvre du crochet, mais que l'on est forcé quelquefois de recourir à l'excision de l'iris pour ouvrir ainsi une large voie à l'introduction de la curette, au-dessous du cristallin.

Il résulte de plus de ces observations que les manœuvres mêmes, prolongées avec des instruments dans l'intérieur de l'œil, ne sont pas préjudiciables aux malades, quand elles sont pratiquées selon le précepte de M. Desmarres, c'est-à-dire quand elles sont faites « lentement, avec la plus grande précaution et l'at-» tention, tout en fixant l'œil, de ne pas exercer sur lui la

» moindre pression capable d'ouvrir ou de faire sortir le corps » vitré. »

II. EXTRACTIONS PAR LE MÊME PROCÉDÉ, SUIVIES D'ACCIDENTS APRÈS L'OPÉRATION.

a. LES HERNIES DE L'IRIS.

OBS. VI. — M. Claude, raffineur, âgé de 57 ans, était atteint d'une cataracte double, dont la gauche fut extraite l'année passée par M. Desmarres avec un succès complet. Dans l'œil droit, la cataracte est demi-molle; elle est opérée le 28 mars par le procédé kérato-conjonctival supérieur. Pendant l'extraction du couteau, l'iris s'engage dans la plaie, mais il est repoussé; la capsule est largement déchirée et le cristallin extrait sans accidents. Après l'extraction, la pupille apparaît noire, et le malade compte les doigts. — Le 30 mars, la réunion s'observe dans la plus grande partie de la plaie; le malade est très-agité et les paupières se contractent spasmodiquement. — 2 avril. Un peu de rougeur de l'œil; la pupille est échancrée en haut, à la suite d'une interposition de l'iris entre les bords de la partie de la plaie qui n'a pas été réunie. — 6 avril. La rougeur est plus marquée dans la partie supérieure de l'œil. — 11 avril. La hernie de l'iris est plus prononcée; sa forme est ronde et son volume est d'une tête d'épingle. On ordonne la compression du globe. — 16 avril. La hernie n'a augmenté que très-peu. — Depuis le 20 avril au 4 mai, la hernie a sensiblement diminué; on la cautérise avec le crayon de nitrate d'argent trois fois dans l'espace de dix jours, ce qui la réduit à un très-petit volume. Quant à la vue du malade, elle est très-bonne; avec les lunettes n° 2 1/2 et n° 5 il voit bien de près comme de loin.

OBS. VII. — M. Vorgue, jardinier, âgée de 62 ans, est opéré le 25 mars de la cataracte gauche dure par le procédé kérato-conjonctival supérieur, et sans accidents. — 26 mars. La moitié de la plaie est réunie. — 28 mars. Il y a une interposition de l'iris entre les bords de la partie externe de la plaie. — Le 3 avril, une hernie de l'iris, grande comme une tête d'épingle, occupe l'angle externe de la plaie. Par la compression du globe de l'œil avec une boule de charpie, pendant une semaine, on la réduit complétement. — 15 mars. Le malade est guéri et peut lire avec le n° 2 1/4 biconvexe.

OBS. VIII. — M. Depaquis, ouvrier aux bois, âgé de 61 ans, est atteint d'une cataracte double. Dans l'œil gauche, elle est dure et existe depuis huit ans; dans l'œil droit, au contraire, les couches corticales ne sont pas encore prises, et il y a deux ans qu'elle se développe. L'extraction supérieure est pratiquée le 1er mai sur les deux yeux; l'œil gauche sans accidents, mais une partie des couches corticales est laissée dans la chambre postérieure. Dans l'œil droit, le couteau, étant un peu émoussé, entra brusquement dans la chambre antérieure, et l'humeur aqueuse s'échappant brusquement poussa l'iris sur la lame du couteau. M. Desmarres essaya de le repousser, mais inutilement, et il préféra l'inciser. Le reste s'est bien passé, excepté que la bride conjonctivale n'a pas été faite sur cet œil. Pendant les deux jours suivants, le malade n'a pas souffert et les yeux n'ont pas été décollés. — 4 mai. Dans l'œil droit, il n'y a pas de réunion, la cornée est infiltrée, la conjonctive injectée. Dans l'œil gauche, il n'y a pas de rougeur, et la réunion est complète. — 7 mai. Chemosis intense à droite, et le lambeau kératique en suppuration. Dans l'œil gauche, il y a une petite hernie de l'iris en dedans de la bride conjonctivale. On prescrit une ventouse à droite; compression de l'œil gauche et calomel à l'intérieur. Les jours suivants, la cornée droite se mortifie et le phlegmon se déclare; à gauche, la hernie se réduit. Nous avons eu occasion de voir le malade le 8 juin et de constater que l'œil droit est perdu, tandis que l'œil gauche est complétement guéri.

Obs. IX. — M. Foulcot, âgé de 58 ans, a une cataracte lenticulaire sur les deux yeux; celle de l'œil droit est plus avancée. M. Desmarres l'opère le 27 avril de cet œil, par la kératotomie supérieure sans la bride conjonctivale. Le malade est très-sensible, agite vivement les paupières, et les contracte tellement, qu'il y a beaucoup de difficulté à terminer l'opération. — 30 avril. Le même état nerveux du malade occasionne le renversement complet du lambeau. On fait une compression sur le globe de l'œil avec une boulette de charpie, mais, nonobstant cela, la cornée reste renversée pendant deux semaines. — 23 mai. La réunion se fait dans les angles de la plaie, mais une large hernie de l'iris occupe le reste de la plaie. — Depuis le 1er juin jusqu'au 15, la hernie a diminué un peu, la chambre antérieure commence à se rétablir, mais les exsudations ferment la pupille, et on sera forcé plus tard de faire une pupille artificielle.

Obs. X. — Madame Giboin, âgée de 48 ans, subit l'opération de l'extraction de la cataracte demi-molle sur les deux yeux, le 27 avril, par le procédé kérato-conjonctival supérieur. — 29 avril. L'iritis purulente se déclare dans l'œil gauche, et dans l'œil droit la réunion est faite avec une petite hernie en dehors de la bride conjonctivale.

Les jours suivants, la hernie diminue de volume et la vue se rétablit; l'œil gauche, au contraire, est détruit par un phlegmon.

En examinant ces cinq dernières observations, ainsi que la première du premier groupe, nous constatons un fait remarquable et très-favorable à la conservation de la bride conjonctivale, c'est que la hernie de l'iris, au lieu de s'étendre à la totalité du lambeau, comme cela eut lieu dans l'œil droit du malade de la huitième observation, est demeurée limitée au côté externe ou interne de la plaie. Cela tient évidemment à ce que la bride conjonctivale se réunit à la sclérotique avant que l'iris fasse saillie dans la plaie, et constitue un obstacle à sa sortie.

b. SUPPURATION DU LAMBEAU.

L'un des accidents à craindre après l'extraction ordinaire, c'est la suppuration du lambeau. Lorsque cet accident arrive, on aperçoit une légère infiltration de la plaie, et on la remarque aisément, parce qu'elle se dessine par une tache grisâtre, semi-annulaire, qui s'étend à toute l'incision ou à une partie seulement; et il arrive que la suppuration gagnant davantage le lambeau, la cornée se trouble, l'iris se hernie ou s'enflamme, et compromet le résultat de l'opération. Ce n'est que par un traitement antiphlogistique très-énergique qu'on parvient quelquefois à sauver le malade de la suppuration de la cornée, ou même de l'ophthalmie interne. Toutes ces complications sont beaucoup plus rares dans le procédé de M. Desmarres que dans tous les autres procédés d'extraction, parce que, la réunion se faisant ordinairement par première intention, il y a moins de chances d'inflammation.

Dans le courant de la première partie de cette année, nous avons eu maintes fois l'occasion de constater ce fait sur les malades dont les deux yeux étaient opérés selon différents procédés. Ainsi l'observation VIIIe, publiée dans la première partie de mon travail, et la XIIIe sont à ce titre très-remarquables. Dans la première, la réunion du lambeau kérato-conjonctival s'est faite dans les vingt-quatre heures, tandis que, l'autre œil n'ayant que le lambeau kératique, et la réunion ne se faisant pas, la suppuration gagna toute la cornée, la mortifia, pour la remplacer par une cicatrice, qui nécessita l'emploi d'une pièce artificielle.

Dans le second cas, la suppuration a gagné toute la cornée et l'iris de l'œil qui avait été opéré par la kératotomie simple, sans la bride conjonctivale. Il s'en est suivi une large synéchie antérieure avec occlusion de la pupille, ce qui nécessitera plus tard une opération de pupille artificielle.

Heureusement les cas de ce genre sont excessivement rares dans la méthode de M. Desmarres, ce qui est dû, comme nous l'avons déjà démontré ailleurs, à la réunion immédiate de la plaie après l'opération.

Dans une suppuration partielle de la cornée, qui peut quelquefois se déclarer après la réunion de la plaie, on voit la chambre antérieure s'ouvrir et se vider, et l'iris faire une plus ou moins large hernie. Cet état ayant été reconnu, on referme l'œil avec précaution et on le comprime ensuite avec une boulette de charpie, pendant trois ou quatre jours, et on a recours au traitement antiphlogistique, qui, comme nous avons déjà dit, réussit le plus souvent.

Les observations suivantes se rapportent à ce groupe d'opérations :

Obs. XI. — Madame Berthe, femme d'un laboureur, âgée de 61 ans, commença à voir trouble il y a plus de quatre ans, et depuis trois mois sa vue s'est perdue au point qu'elle ne peut plus se conduire. On constate chez elle une cataracte demi-molle aux deux yeux, et on opère le 18 avril son œil gauche par la kératotomie supérieure avec la bride conjonctivale. — 19 avril. La moitié externe de la plaie est réunie. — 20 avril. Il y a un peu d'infiltration du lambeau, qui cède au traitement antiphlogistique. — 24 avril. La réunion est complète, mais la cornée est un peu trouble dans sa partie supérieure. — 3 mai. Le trouble de la cornée a sensiblement diminué et la malade lit très-bien avec le verre n° 2 1/2 biconvexe.

Obs. XII. — M. Cageot, garde champêtre, âgé de 68 ans, est atteint de deux cataractes dures, dont la droite est plus ancienne, elle date de trois ans. La cornée droite présente une ulcération chronique dans sa partie supérieure, aussi donne-t-on la préférence à la kératotomie inférieure ; l'état nerveux et l'agitation du malade rendent l'opération difficile, c'est pourquoi le lambeau de la cornée est taillé un peu trop petit, mais la bride conjonctivale est tout de même détachée. Le cristallin sort avec difficulté et déchire un peu l'iris. Le lendemain, 17 mai, pas de réunion, la cornée est trouble, l'iris enflammé. Une ventouse sur la tempe droite et le calomel à l'intérieur font disparaître l'inflammation. — 18 mai. La réunion s'observe dans l'angle interne de la plaie, l'infiltration du lambeau diminue. — 20 mai. La réunion est faite et la cornée reprend sa transparence. Deux semaines plus tard, nous avions l'occasion de revoir le malade et de constater la complète guérison, au point qu'il pouvait travailler avec des lunettes.

Obs. XIII. — M. Uchet, messager, âgé de 65 ans, est opéré le 13 avril de deux cataractes demi-molles par le procédé kérato-conjonctival à gauche et la kératotomie simple à droite. — 15 avril. L'œil droit s'enflamme et le lambeau cornéen est en suppuration, l'œil gauche est un peu rouge, l'iris un peu troublé, mais la réunion de la plaie existe. Par les ventouses scarifiées et le calomel, on arrête l'iritis de l'œil gauche; l'œil droit, au contraire, est dans un très-mauvais état, toute la cornée est trouble et le lambeau renversé; l'iris fait hernie dans toute l'étendue de la plaie. On pratique une forte compression avec une boulette de charpie, que l'on laisse pendant quatre jours en permanence. On continue le calomel à hautes doses et les émissions locales sanguines. — 20 avril. La cornée a repris sa position, et dans les angles de la plaie la réunion commence. — 25 avril. Les deux tiers de la plaie sont réunis, mais il y a une grande hernie de l'iris. Compression. — 28 avril. L'iris est adhérent à la cornée dans toute sa moitié supérieure, la chambre antérieure est remplie d'exsudations. — 3 mai. La cornée vers sa partie externe et inférieure commence à s'éclaircir. Depuis lors la chambre antérieure se dégage de plus en plus de ces exsudations, et le 18 mai, la moitié inférieure de la cornée étant tout à fait transparente, M. Desmarres espère qu'avec le temps il pourra rendre la vue à cet œil par l'excision de l'iris, comme nous l'avons vu faire avec succès dans des cas semblables (voir obs. XIVe). L'œil gauche est complétement guéri et le malade peut travailler avec le n° 2 1/2.

c. Iritis, atrésie de la pupille.

Il n'est pas rare de voir l'iritis se déclarer à la suite de l'extraction, principalement si l'iris est blessé ou trop contusionné pendant la sortie difficile du cristallin (comme cela est arrivé dans la XIIe observation), ou bien quand l'inflammation se propage de la cornée à l'iris. On reconnaît l'existence de cette complication par les souffrances du malade, le gonflement des paupières et la sécrétion exagérée des mucosités dans le grand angle. Dans cet état, M. Desmarres n'hésite pas à enlever les bandelettes pour s'assurer de l'état de l'œil et du degré de son inflammation, et d'agir selon le besoin. M. Desmarres, contrairement à l'opinion de plusieurs chirurgiens, insiste beaucoup sur le besoin d'ouvrir les paupières chaque fois que l'inflammation est supposée pour examiner l'état de l'œil, d'autant plus qu'en soulevant avec précaution la paupière supérieure, on évite tout accident possible. Dans ces premiers quatre mois, on put constater l'heureuse issue de la plupart des iritis. Dans quelques cas cependant l'iritis avait pris la forme chronique, qui durait très-longtemps et était suivie d'une atrésie complète de la pupille, nécessitant ensuite une opération de la pupille artificielle. En outre des cas d'iritis décrits dans les observations précédentes, nous ajoutons d'autres faits de ce genre :

Obs. XIV. — M. Scieux, charcutier, âgé de 56 ans, jouissant d'une bonne santé, se présente le 3 avril à la clinique de M. Desmarres pour être opéré d'une cataracte lenticulaire demi-molle gauche. On choisit le procédé kérato-conjonctival supérieur. Pendant l'opération il ne survint pas d'accidents, et le 6 février la réunion était complète, mais deux jours après un chémosis violent se déclare et ne cède qu'à plusieurs mouchetures faites avec des ciseaux sur la conjonctive. — 13 février. Le chémosis apparaît de nouveau avec les signes de l'iritis; on fait quelques scarifications sur la conjonctive, on instille de l'atropine et on prescrit des purgatifs. A la suite de ce traitement, l'inflammation est guérie, mais la pupille reste serrée et fermée par des exsudations. — 20 avril. M. Desmarres pratique l'opération de la pupille artificielle en bas et en dehors. — 25 avril. L'inflammation de l'iris se déclare, et elle est combattue par les ventouses scarifiées, le calomel et l'instillation de l'atropine. Peu à peu la pupille artificielle se dégage des exsudations, le malade voit mieux de jour en jour, et le 18 mai il est arrivé au point qu'il peut lire avec les lunettes n° 2 1/4 biconvexe.

Obs. XV. — M. G...., chirurgien, d'une santé affaiblie par une ancienne maladie de cerveau et une perturbation des fonctions intellectuelles, est affecté de deux cataractes, dont celle de gauche est plus avancée. Le malade distingue un peu la lumière, les pupilles se dilatent peu; les phosphènes supérieur et externe manquent, les autres sont faibles, ce qui fait supposer une atrophie partielle du nerf optique. Ainsi l'opération ne peut que rendre incomplétement la vue. L'extraction supérieure kérato-conjonctivale est pratiquée le 6 avril, non sans difficulté, à cause de la pusillanimité du malade; de suite après l'opération le malade distingue la main et les doigts, mais il ne les compte pas. — 8 avril. Chémosis et iritis très-violent; ils nécessitent les mouchetures sur la conjonctive. Le lendemain, je saigne le malade de 400 grammes, je lui applique deux ventouses près de l'oreille et je prescris le calomel à hautes doses. Ce traitement n'arrête pas l'inflammation, tout au contraire l'ophthalmie interne se déclare, la cornée suppure et compromet le résultat de l'opération. Ce n'est qu'après deux semaines de traitement qu'on réussit pourtant à faire tomber l'inflammation, et on aperçoit alors une grande quantité des exsudations qui remplissent la chambre antérieure. Dans un tel état, le malade quitte Paris pour retourner dans son pays; il distingue un peu le jour de cet œil, dont il y a encore une chance de lui rendre la vue par l'opération de la pupille artificielle. (Nous avons su plus tard que l'œil s'était atrophié.)

d. CATARACTES SECONDAIRES.

Dans l'extraction de la cataracte, M. Desmarres cherche ordinairement à extraire le noyau aussi bien que les couches corticales, et dans ce but, il ne craint pas d'entrer dans la chambre postérieure avec la curette de Daviel autant de fois que cela est nécessaire pour enlever tous les débris de la substance corticale. Quelquefois cependant il y a une adhérence entre la capsule et les débris cristalliniens, on laisse alors ceux-ci dans la chambre postérieure. Le plus souvent ils se résorbent complétement et la pupille devient noire. Mais il arrive quelquefois que les débris cristalliniens, surtout ceux qui étaient transparents au moment de l'opération, deviennent plus tard opaques et, remplissant la chambre postérieure, couvrent à la fois toute la pupille. Ils s'organisent alors en véritables membranes et forment des cataractes secondaires, et comme dit M. Desmarres, ils peuvent sous l'influence d'une légère iritis se coller au diaphragme en se couvrant d'exsudations, et compromettre jusqu'à un certain point le résultat de l'opération.

La formation de ces cataractes secondaires ne dépend pas d'une inflammation de la capsule, comme plusieurs oculistes ont pensé autrefois; elle n'est que la conséquence des adhérences des couches corticales à la capsule dont la partie antérieure, en se rétractant, en enveloppe une partie et la retient sur place. Des recherches microscopiques m'ont permis de constater l'existence, dans les cataractes secondaires, de cellules cristalliniennes déformées et condensées, entourées de la capsule et sans globules inflammatoires, excepté les cas qui ont été accompagnés d'iritis.

Il résulte de la structure de ces cataractes qu'elles doivent être plus ou moins denses et élastiques, et présenter quelques difficultés à l'opération consécutive. En effet, M. Desmarres dit « qu'on peut essayer la déchirure de ce tissu avec une aiguille, mais malheureusement son élasticité l'empêche souvent de se briser ». Il n'y a alors que l'extraction au moyen de la serretèle qui puisse en débarrasser l'œil.

Le cas ci-dessous peut être cité comme un exemple d'une opération à l'aiguille qui a été choisie à cause de l'épaisseur et du peu d'intensité de la cataracte.

Obs. XVI. — M. Morguet, cultivateur, âgé de 57 ans, a des cataractes demi-molles sur les deux yeux, dont la gauche date de trois ans et la droite d'un an. L'œil gauche est opéré le 13 avril par le procédé kérato-conjonctival supérieur. Au moment de l'opération, M. Desmarres constate la transparence des couches corticales antérieures, ce qui peut être, selon lui, la cause de la formation d'une cataracte secondaire, comme dans tous les cas analogues. La prévision se réalisa en effet, comme nous verrons tout à l'heure. L'opération s'est faite régulièrement, une partie de la couche corticale est laissée dans la partie supérieure de la pupille. Après l'opération, le malade compte les doigts. — 15 avril. La réunion existe dans les deux tiers de la plaie. — 17 avril. La plaie est complétement réunie, la chambre antérieure rétablie et la chambre postérieure remplie de débris lenticulaires et capsulaires qui obstruent complétement la pupille et empêchent le malade de voir. Pendant tout le mois de mai, on ordonne au malade d'instiller l'atropine dans cet œil, et on observe que la pupille se dilate, mais sans reprendre sa liberté complète. Enfin le 6 juin, M. Desmarres fait une discision de la cataracte secondaire au moyen d'une aiguille à cataracte introduite à travers la cornée, et dès lors la vision se rétablit. On voit tous les jours les exsudations se rétracter davantage, et la pupille devenir de plus en plus libre et noire. — 18 juin. Le malade lit facilement avec le n° 2 1/2 biconvexe les caractères fins du livre de Jaeger, et retourne dans son pays.

III. EXTRACTION PAR LE MÊME PROCÉDÉ SANS ACCIDENTS ET AVEC UN RÉSULTAT COMPLET.

Après avoir décrit les différentes complications qui survinrent pendant ou après l'opération, il ne me reste qu'à exposer en abrégé l'histoire des malades qui ont subi l'opération de l'extraction par le procédé kérato-conjonctival sans accidents et avec un résultat complet. Cette partie de mon travail sera d'autant plus intéressante, qu'elle nous montrera les heureuses terminaisons d'extractions, même quand elles sont accompagnées d'excision de l'iris, comme cela a eu lieu dans l'observation XVIIe.
Le manque de place ne me permettant pas de m'étendre sur l'histoire de chaque malade, je me bornerai à désigner dans les observations les points qui touchent de près le sujet de mon travail.

Obs. XVII. — Madame Bouvier, âgée de 62 ans, a une cataracte demi-molle ancienne à l'œil droit, une autre commence à l'œil gauche. L'iris se contracte bien, les phosphènes existent, mais un leucôme central large et ancien de la cornée droite masque complétement la pupille et le bas de la cornée. Pour rendre donc la vue à la malade, il ne suffit pas d'extraire la cataracte, mais on doit en outre faire une pupille artificielle vis-à-vis de la partie transparente de la cornée. — Le 29 février, M. Desmarres procède à cette double opération, la cataracte est extraite par le procédé kérato-conjonctival supérieur; le lambeau est fait régulièrement, l'iris excisé du côté externe et supérieur et le cristallin extrait sans accidents. — 2 mars. La réunion faite, la pupille artificielle apparaît noire. — 6 mars. Pas d'inflammation. — 22 mars. La guérison complète est constatée, et la malade peut lire facilement avec le n° 2 1/2 biconvexe le caractère ordinaire.

Obs. XVIII. — Mademoiselle Bouillaud, cuisinière, âgée de 63 ans, et jouissant d'une bonne santé, est atteinte d'une double cataracte demi-molle. La vue de l'œil droit est perdue depuis deux ans, celle de l'œil gauche depuis deux mois. Le noyau est dur et flotte dans les couches corticales ramollies. Les phosphènes existent. L'extraction est pratiquée le 11 avril sur les deux yeux par la kératotomie supérieure avec conservation de bride conjonctivale. Tout s'est passé bien, sans accidents, et le 14 avril nous pouvions constater que la réunion était complète dans les deux yeux, et la malade pouvait reconnaître l'heure sur le cadran d'une montre de poche.

Obs. XIX. — Madame Bargueville, âgée de 60 ans, et ayant une bonne santé, a une cataracte à l'œil droit. La malade commençait à voir trouble depuis plus de deux ans, et a complétement perdu la vue de cet œil depuis deux mois. La cataracte est centrale, les couches corticales ne sont pas complétement opaques. — 18 avril. On lui fait l'extraction par le procédé kérato-conjonctival supérieur sans accidents. — 19 avril. La réunion existe, et la chambre antérieure est rétablie. — 24 avril. La malade est guérie et lit bien avec des lunettes, bien que les débris corticaux se trouvent dans la partie supérieure de la pupille.

Obs. XX. — M. Genty, âgé de 67 ans, a une cataracte droite molle qui date de huit mois; l'iris est sain et se contracte bien, les phosphènes existent. M. Desmarres l'opère le 11 avril par la kératotomie supérieure avec conservation d'une bride conjonctivale; l'extraction est faite sans accidents. — 13 avril. La réunion s'observe dans la partie externe de la bride conjonctivale, pas de rougeur. — 16 avril. La réunion est complète, la pupille noire, mais derrière le bord inférieur et interne de l'iris on aperçoit une partie de la couche corticale, qui n'empêche pas au malade de lire bien avec des lunettes.

Obs. XXI. — Madame Jaillère, âgée de 67 ans, jouissant d'une bonne santé, est atteinte d'une cataracte demi-molle de l'œil droit qui date de trois ans, et d'une autre commençant à gauche. Elle ne peut plus se conduire de l'œil droit, et on l'opère le 9 mars par le procédé kérato-conjonctival. — 11 mars. La réunion est complète, et la malade voit très-bien avec des lunettes n° 2 1/2 biconvexe pour le travail, et pour voir de loin le n° 5, dont elle ne se servira pourtant que dans deux semaines.

Obs. XXII. — Madame Loiseau, couturière, âgée de 57 ans, n'ayant qu'une cataracte demi-molle ancienne dans l'œil gauche, sans qu'on aperçoive les moindres opacités dans le cristallin droit, réclame d'être opérée. L'état de l'œil est satisfaisant, les phosphènes existent, et on fait l'extraction de la cataracte le 6 mars par le procédé kérato-conjonctival supérieur. Après le premier temps de l'opération, l'iris s'était hernié, mais on l'a aussitôt réduit en appuyant légèrement avec la curette sur la partie voisine de l'iris. — 8 mars. La réunion s'observe dans la partie interne de la plaie. — 10 mars. La réunion existe et la malade lit très-bien avec des lunettes.

Obs. XXIII. — M. Maucolin, tourneur, âgé de 57 ans, est atteint de deux cataractes demi-molles, dont la droite est plus ancienne et date de deux ans. L'iris, la pupille et la cornée sont dans un état normal, les phosphènes existent. On opère l'œil droit le 21 mars selon le procédé kérato-conjonctival et sans accidents. — 23 mars. La réunion existe et la chambre antérieure est rétablie. — 25 mars. Un peu de rougeur près de la plaie. Instillation de l'atropine, 4 gouttes par jour. — 28 mars. L'œil est complétement guéri, et le malade peut bien lire avec le n° 2 1/2 biconvexe le caractère moyen.

Obs. XXIV. — Mademoiselle Mabile, domestique, âgée de 50 ans, est opérée le 11 avril de la cataracte droite molle qui commença à se former il y a huit mois. L'extraction est faite par le procédé kérato-conjonctival sans accidents. — 14 avril. La réunion existe et la chambre antérieure est rétablie. — 16 avril. La malade est guérie et peut très-bien lire avec des lunettes.

Obs. XXV. — Madame Périchon, âgée de 60 ans, se présente à la clinique avec une cataracte molle à l'œil gauche; l'œil droit avait été opéré il y a quinze mois par M. Desmarres par la kératotomie supérieure avec un succès complet. — 15 mars. M. Desmarres opère l'œil gauche par le même procédé, mais au moment où l'on introduisait le couteau dans la chambre antérieure, l'iris se porte sur le tranchant du couteau et se trouve incisé sur son bord libre. Le reste de l'opération se passe bien. Ce petit accident n'a point eu d'influence sur la guérison de la plaie, qui s'est réunie par première intention dans l'espace de quarante-huit heures. — 20 mars. L'œil est guéri et la malade lit avec des lunettes le caractère moyen du livre de Jaeger.

Obs. XXVI. — Madame Prevost, rentière, âgée de 59 ans, est opérée le 9 mai de la cataracte gauche par le même procédé et sans accidents. La cataracte est dure au centre et molle dans la périphérie, son origine est de dix-huit mois. Sur l'œil droit, il y a aussi une cataracte plus récente, et qui permet encore à la malade de se conduire. — 11 mai. La réunion est faite et la malade peut facilement lire avec le n° 2 1/2 biconvexe.

Dans le nombre d'extractions qui ont été suivies d'une guérison complète, je dois placer aussi l'observation d'un malade qui, ayant été opéré à droite par le procédé kérato-conjonctival, guérit dans l'espace de quelques jours; tandis que sur l'autre œil, atteint d'une violente choroïdite occasionnée par un cristallin abaissé, M. Desmarres pratiqua l'excision de l'iris et l'extraction du cristallin flottant, dans le but de diminuer les souffrances du malade. Évidemment l'inflammation interne de l'œil était trop avancée pour qu'une opération pût prévenir les fâcheuses conséquences. Voici le fait :

Obs. XXVII. — M. Jannot, 42 ans, ouvrier, se présente dans la clinique le 4 mai avec une choroïdite gauche très-intense occasionnée par le cristallin, qui avait été abaissé par un chirurgien de l'hôpital Necker, et qu'on voit flotter derrière l'iris. L'œil droit est atteint d'une cataracte mûre demi-molle avec les couches épithéliales collées sur la capsule. M. Desmarres pratique sur l'œil gauche une excision de l'iris et l'extraction du cristallin flottant, dans le seul but de diminuer les souffrances du malade. Il fait le même jour une extraction de la cataracte droite par la kératotomie inférieure avec la bride conjonctivale. Un enfoncement considérable de l'œil dans l'orbite est la cause de la préférence qu'on donne à la kératotomie inférieure. — 6 mai. L'œil droit va très-bien. Les deux tiers de la plaie sont réunis. Dans l'œil gauche, l'inflammation envahit l'iris et la cornée. Il y a un chémosis et une infiltration de cette dernière. Malgré le traitement antiphlogistique, le phlegmon se déclare dans cet œil et amène une atrophie consécutive du globe. L'œil droit est complétement guéri et le malade peut lire avec le n° 2 1/2, et de loin il voit bien avec le verre 5 biconvexe.

V.

NOUVEAU MODÈLE D'OPHTHALMOSCOPE PRÉSENTÉ PAR L'AUTEUR A L'ACADÉMIE IMPÉRIALE DE MÉDECINE, DANS LA SÉANCE DU 7 JANVIER 1861.

Dix ans se sont à peine écoulés depuis que l'ophthalmoscope a été imaginé par M. le professeur Helmholtz, et déjà la pathologie oculaire interne a fait des progrès considérables que nous connaissons tous. Grâce à cette ingénieuse découverte et aux perfectionnements et simplifications apportés à l'instrument primitif par Ruete, Coccius, Desmarres, Zehender, Jaeger, etc., nous sommes arrivés à distinguer dans le fond de l'œil les changements les plus petits, je dirais même microscopiques, vu que le grossissement de ces appareils est souvent porté à 15, 20 et 25 fois de la grandeur naturelle. Outre cela, les ophthalmoscopes fixes de M. Liebreich, le même modifié par Follin, l'ophthalmoscope fixe de M. Desmarres fils, donnaient la possibilité de faire les démonstrations cliniques des maladies profondes de l'œil à ceux qui n'avaient pas encore acquis l'habitude nécessaire pour se servir de l'ophthalmoscope.

En raison de la perfection de tous ces instruments et de la précision à laquelle on est arrivé dans le diagnostic des maladies internes de l'œil, on pourrait peut-être m'objecter qu'il n'y a pas de nécessité absolue d'inventer d'autres ophthalmoscopes. Telle n'est pas mon opinion, et je pense qu'il faudrait remédier à certains inconvénients ou difficultés de l'examen. Tous les appareils, selon moi, laisseront encore quelque chose à désirer tant qu'ils ne seront pas à l'usage de tous les praticiens. D'autre part le progrès réel se fera encore attendre tant que l'examen ophthalmoscopique nécessitera absolument une chambre obscure, et par conséquent le déplacement du malade de son lit. Il faut, au contraire, qu'on puisse l'examiner à volonté dans une chambre noire ou dans une chambre claire, et dans un lit tout aussi bien que sur une chaise.

Chacun sent aujourd'hui l'importance d'un pareil instrument, et les médecins aussi bien que les chirurgiens voudraient l'avoir toujours sous leur main pour s'en servir au besoin, comme on se sert d'un stéthoscope, d'un spéculum, etc. On voudrait connaître la cause de l'amaurose et de l'amblyopie qui surviennent par exemple dans une albuminurie ou dans une grossesse, dans une méningite, contusion, commotion cérébrale, dans le cours d'une maladie vénérienne et dans plusieurs maladies aiguës, sans déplacer les malades de leur lit et dans le jour ordinaire de la chambre.

C'est dans ce but que j'ai fait les modifications actuelles qui, j'ose l'espérer, ne seront pas sans importance. Je pense que l'instrument nouveau sera utile tout aussi bien pour ceux qui sont familiarisés avec l'usage de l'ophthalmoscope que pour le grand nombre de ceux qui ont eu jusqu'à présent une difficulté à voir la rétine. Pour les uns, l'avantage de mon instrument est celui de permettre d'examiner les yeux tout aussi bien dans une chambre claire que noire, et par conséquent dans les lits des malades, ce qui est très-important pour l'examen des malades graves dans les hôpitaux. Ce résultat je l'ai obtenu en faisant pour ainsi dire une chambre noire autour de l'œil examiné. Pour les autres, il facilitera énormément l'étude, et, en effet, la plus grande difficulté de l'examen à l'image renversée se trouve, comme l'expérience m'a démontré, dans la difficulté de tenir la lentille à une certaine distance de l'œil du malade, sans la trop rapprocher ni trop éloigner. Dans mon ophthalmoscope, au contraire, cette distance est définie, et il suffit d'appliquer l'appareil à l'orbite pour que la lentille soit à sa place.

Voici du reste la description de l'instrument tel qu'il a été construit par les soins de l'ingénieux et habile fabricant d'instruments M. Charrière.

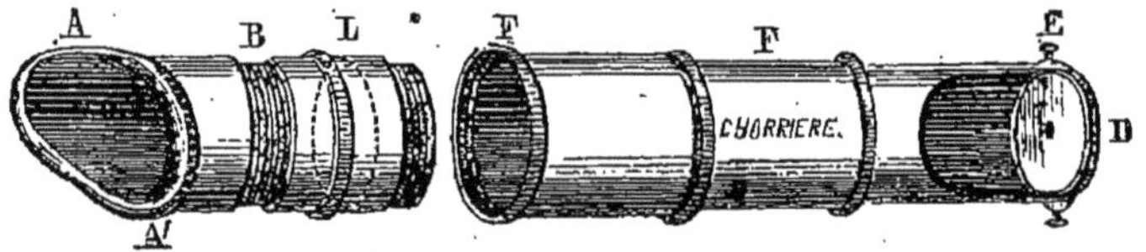

Il est composé de deux parties : ABL et FF'E. La première partie renferme une lentille biconvexe en L, distance définie d'avance et permettant à toute personne, même la moins expérimentée, de voir facilement la rétine. Cette distance peut être augmentée à volonté dans les cas particuliers au moyen d'un pas de vis qui se trouve en B. L'extrémité AA' de ce tube est disposée obliquement dans le but de l'adaptation exacte au pourtour de l'œil examiné.

On se sert de ce tube pour l'examen de l'image renversée; il remplace utilement une simple lentille biconvexe, que l'on tient dans cet examen devant l'œil examiné. Il suffit en effet d'approcher le bout AA' de l'œil qu'on veut examiner, et d'éclairer l'intérieur de ce tube avec un miroir d'ophthalmoscope ordinaire, pour qu'on aperçoive aussitôt la rétine.

Ce tube présente deux avantages : 1° la lentille étant placée à une distance fixe de l'œil examiné, il n'y a plus besoin de chercher en tâtonnant cette distance; par conséquent, une personne peu expérimentée peut voir la rétine plus facilement qu'avec tout autre instrument; 2° ce tube entoure l'œil examiné de tous côtés et empêche à la lumière du jour d'arriver à la cornée et de gêner l'examen par les reflets. De cette manière, on peut examiner les malades dans toutes les positions et dans une chambre claire, le tube lui-même faisant le rôle d'une chambre noire.

La deuxième partie de l'instrument se compose des tubes rentrants comme une lorgnette FF′E, portant à l'extrémité E le miroir D concave et mobile, et qui, au moyen d'une échancrure, permet à la lumière d'arriver sur le miroir. Cette deuxième partie s'assemble à volonté avec la première, et constitue l'ophthalmoscope ressemblant à celui de MM. Follin et Liebreich, mais que l'on tient appuyé sur l'orbite du malade dans son lit comme dans toutes les positions. — Je dois pourtant ajouter qu'à l'aide de mon instrument on trouvera le plus facilement la papille du nerf optique quand le malade sera placé sur une chaise, la tête appuyée contre le mur, et si en même temps la lampe se trouvera très-près du miroir.

TABLE DES MATIÈRES.

Paris. — Typographie de Henri Plon, imprimeur de l'Empereur, 8, rue Garancière.

www.ingramcontent.com/pod-product-compliance
Ingram Content Group UK Ltd.
Pitfield, Milton Keynes, MK11 3LW, UK
UKHW020439230726
13925UKWH00004B/1752